• 60 CONSEILS ADAPTÉS

anti-

cholestérol

Marie Borrel

HACHETTE

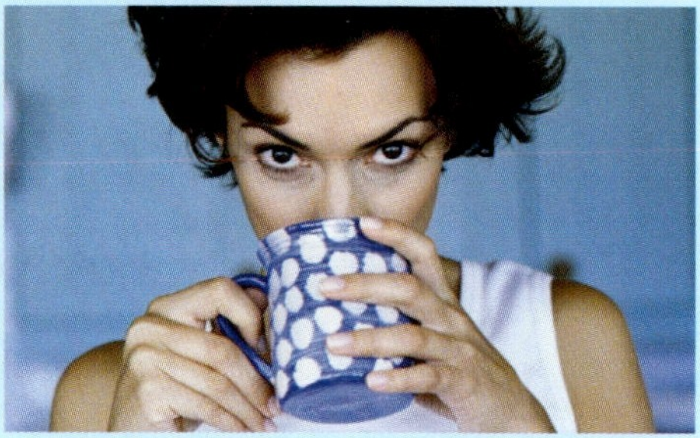

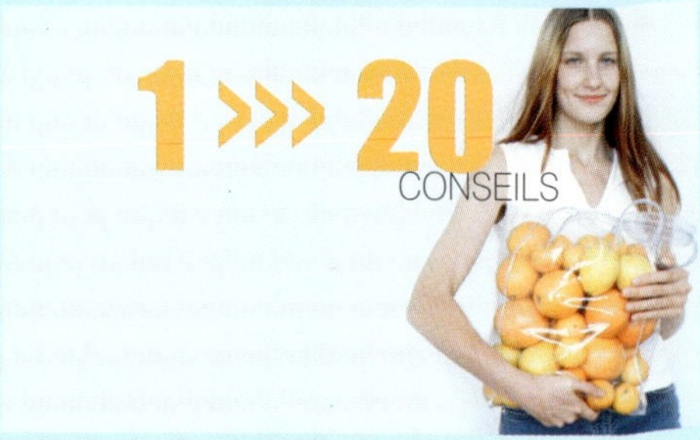

sommaire

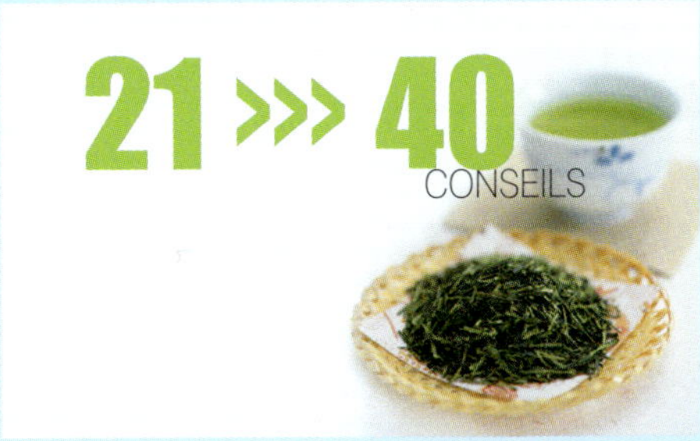
21 >>> 40
CONSEILS

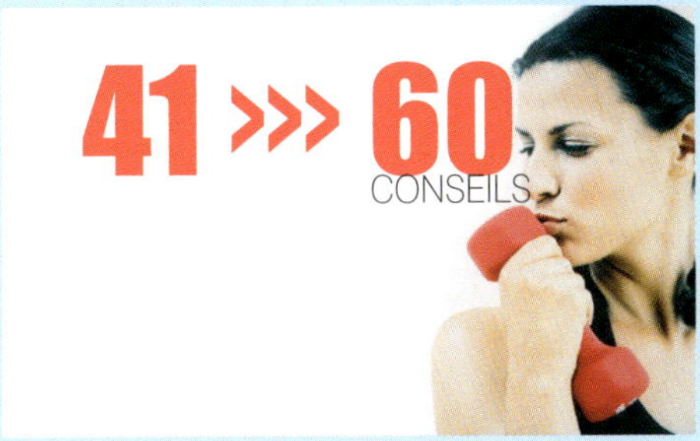
41 >>> 60
CONSEILS

intro
un vrai bourreau des cœurs !

Pendant longtemps, on l'a désigné comme l'ennemi numéro 1 de la santé publique. Il est vrai que, pendant les années qui ont suivi la dernière guerre mondiale et ses privations, l'alimentation s'est profondément modifiée dans les sociétés occidentales : on mangeait de la viande en quantité, des matières grasses, des sucreries… Parallèlement, le nombre et la gravité des maladies cardio-vasculaires ont grimpé en flèche, jusqu'à devenir la première cause de mortalité dans les pays occidentalisés. Les gens avaient de plus en plus de cholestérol, leurs artères se bouchaient, les infarctus et les accidents vasculaires se multipliaient…

Une molécule à usage multiple

Du coup, le corps médical a lancé un cri d'alarme : sus au cholestérol ! Les médecins ont mis leurs patients au régime sévère, « sans graisse et sans cholestérol ». Et d'autres types de problèmes sont apparus, car les matières grasses, et le cholestérol lui-même, sont indispensables au bon fonctionnement de l'organisme.

Le cholestérol est une substance grasse qui fait partie de toutes les cellules animales. « C'est une molécule en soi tout à fait inoffensive », explique le Pr Marian Apfelbaum, professeur de nutrition, qui a passé une grande partie de sa carrière à pourfendre les idées fausses circulant à propos du cholestérol.

De fait, le cholestérol est l'un des constituants essentiels de nos membranes cellulaires, notamment cérébrales. Il est également indispensable au fonctionnement de bon nombre d'hormones, notamment les hormones sexuelles et anti-inflammatoires. C'est par son intermédiaire que la peau parvient à synthétiser la vitamine D, avec l'aide des rayons ultraviolets du soleil. Il sert à fabriquer les sels biliaires sans lesquels nous ne parviendrions pas à digérer les graisses. Et bien d'autres choses… Si l'excès de cholestérol est néfaste, le manque l'est davantage encore !

Notre usine de fabrication personnelle

Tout le cholestérol qui circule dans nos artères ne provient pas de notre alimentation, loin de là ! Celui que nous absorbons tel quel représente seulement de 20 à 30 % de notre stock. Le reste est fabriqué par notre foie, à partir des graisses alimentaires.

Hélas, nous sommes inégaux devant le cholestérol comme nous le sommes devant la taille ou le poids ! D'abord, certains facteurs génétiques interviennent dans notre programme de fabrication. Ensuite, celui-ci est influencé par l'alimentation que nous avons reçue dans notre toute petite enfance. Le lait maternel contient de grandes quantités de cholestérol, dont le tout-petit a besoin pour faire face à ses énormes besoins, dictés notamment par la maturation des cellules du cerveau. S'il vient à en manquer, son foie prendra l'habitude d'en fabriquer beaucoup pour compenser. Une fois l'habitude prise, il est difficile de faire machine arrière, et l'adulte que deviendra ce bébé carencé continuera à fabriquer beaucoup de cholestérol. C'est pourquoi, depuis quelques années, les laits pour biberons sont enrichis en corps gras.

Du bon et du mauvais cholestérol

C'est le sang qui distribue la précieuse molécule à nos cellules. Comme le cholestérol n'a ni pattes ni nageoires, il utilise des transporteurs. Ce sont des protéines, auxquelles il s'accroche. Les premières, appelées LDL (*low density lipoproteins*), transportent le cholestérol vers les cellules qui en ont besoin et le déversent sur le pas de leur porte. Les secondes, appelées HDL (*high density lipoprotéins*), ramènent le cholestérol inutilisé vers le foie, où il est détruit. Un bon équilibre entre les deux types de molécules transporteuses est donc indispensable car, si le HDL vient à manquer, le cholestérol inutilisé reste sur place et s'accumule. D'autres dépôts viennent s'y ajouter (calcaire, tissus fibreux...), et petit à petit se forme une plaque plus ou moins rigide : la plaque d'athérome. Dans un premier temps, elle rend les parois artérielles moins souples, perturbant la circulation générale.

Accidents vasculaires et infarctus

Avec le temps, la plaque peut devenir si épaisse qu'elle bouche totalement les artères, nécrosant les tissus environnants. C'est l'accident : infarctus si le dépôt siège dans une artère coronaire, accident vasculaire cérébral s'il siège dans le cerveau. Pour ne pas courir ces risques, il vaut mieux s'y prendre de bonne heure. Car pour faire la paix avec le cholestérol, il faut absolument modifier son hygiène de vie. Parmi les facteurs qui influencent notre usine à cholestérol, il y a bien sûr l'alimentation, mais aussi l'exercice physique, le stress... Que vous suiviez ou non un traitement médical, le mode de vie exerce une influence. Parfois, il suffit de modifier son alimentation, d'apprendre à se relaxer, de faire un peu de sport et de s'aider avec quelques plantes ou des vitamines pour que le taux de cholestérol se régule. Parfois, ce n'est pas suffisant, mais cela permet au moins de diminuer les doses de médicaments !

comment utiliser ce livre ?

POUR VOUS GUIDER

> Des pictogrammes en bas de page vous aident à identifier toutes les solutions naturelles à votre disposition :

Phytothérapie, aromathérapie, homéopathie, fleurs de Bach : les réponses des médecines douces pour chaque situation.

Des exercices simples pour prévenir les problèmes en renforçant votre corps.

Les massages et manipulations au service de votre bien-être.

Toutes les clés pour découvrir des solutions dans votre alimentation.

Des astuces pratiques à adopter au quotidien pour prévenir plutôt que guérir.

Psychologie, relaxation, zen : des conseils pour faire la paix avec soi-même et retrouver la sérénité.

> Un programme complet pour résoudre tous vos ennuis de santé.
À vous de jouer !

Cet ouvrage vous propose un programme qui vous aidera à vous prendre en main face au problème qui vous touche. Il est construit en quatre étapes :

- **un test,** qui vous permettra de faire le point ;
- **les 20 premiers conseils,** qui portent sur l'alimentation, un élément essentiel de votre dispositif anti-cholestérol ;
- **les 20 conseils suivants,** qui vous initieront aux « coups de pouce » naturels susceptibles de vous aider dans votre démarche (plantes, homéopathie, vitamines, minéraux...) ;
- **les 20 derniers conseils,** enfin, qui sont consacrés à l'entretien de votre forme physique, indispensable pour faire régresser l'ennemi de vos artères.

À la fin de chaque partie, une personne confrontée au même problème que vous témoigne de son aventure.
Vous pouvez suivre rigoureusement ce parcours guidé, en mettant en pratique les conseils l'un après l'autre. Vous pouvez aussi picorer ici et là les recommandations qui vous semblent particulièrement efficaces ou qui vous paraissent les plus proches de vos habitudes quotidiennes. Enfin, vous pouvez choisir de suivre les instructions en fonction de votre état : simple prévention ou difficulté déjà installée. Maintenant, c'est à vous !

avez-vous une bonne hygiène de vie anti-cholestérol ?

Répondez sincèrement aux affirmations ci-dessous.

oui	non	1. Je ne bois jamais de thé.
oui	non	2. Je suis un gros buveur de café.
oui	non	3. Je préfère le beurre à l'huile.
oui	non	4. Je suis toujours stressé(e).
oui	non	5. Je n'aime pas le poisson.
oui	non	6. Je ne fais jamais de sport.
oui	non	7. Je ne sais pas me détendre.
oui	non	8. J'ai un excès de poids.
oui	non	9. Je ne prends jamais de vitamines ni de minéraux.

Si vous avez répondu OUI aux affirmations 3, 5 et 8, lisez de préférence les conseils **1** à **20**, qui sont les mieux adaptés à vos problèmes.

Si vous avez répondu OUI aux affirmations 1, 2 et 9, allez directement aux conseils **21** à **40**.

Si vous avez répondu OUI aux affirmations 4, 6 et 7, rendez-vous d'abord aux conseils **41** à **60**.

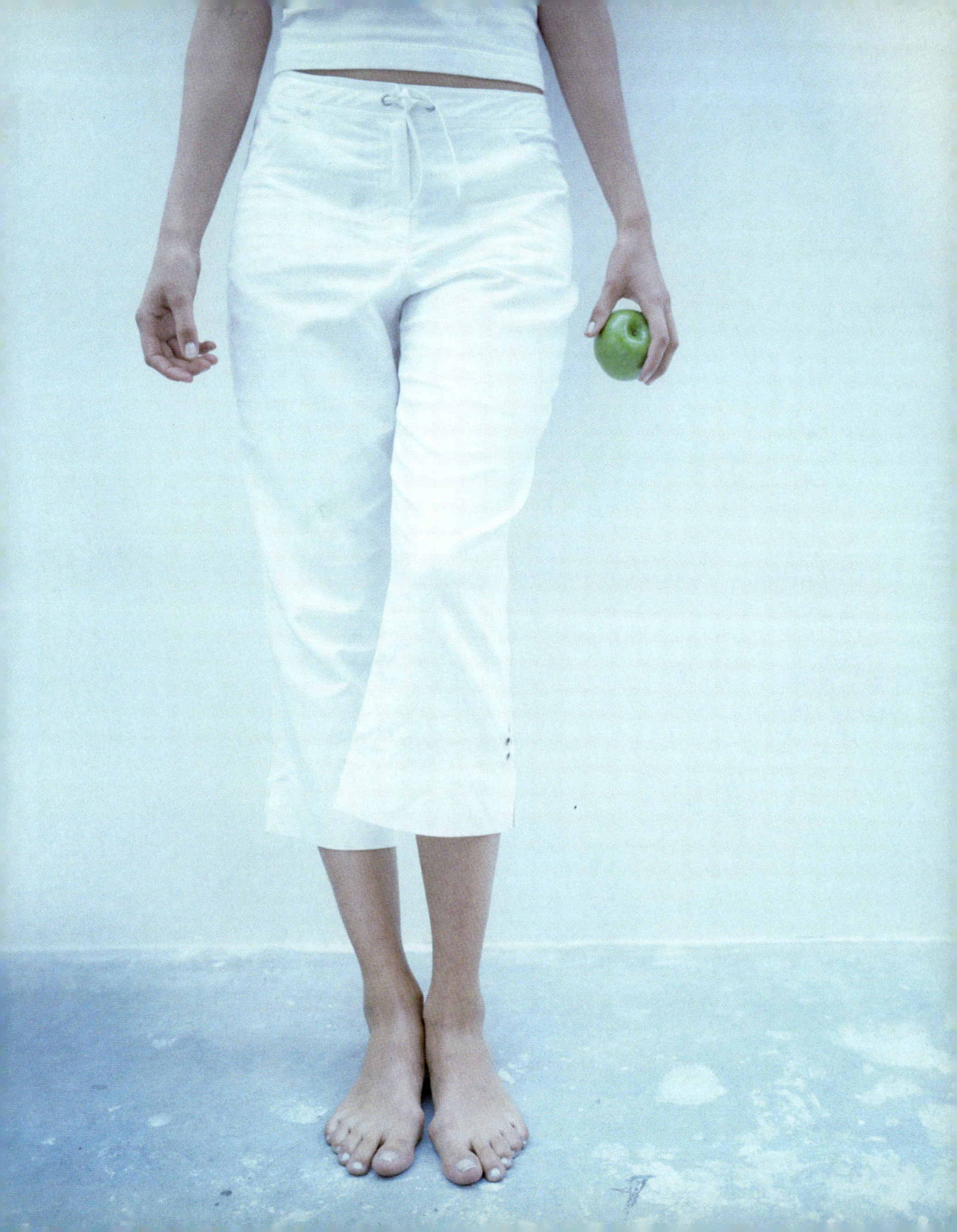

1 »»»

»» **Autrefois, cholestérol rimait avec régime sans gras.** Ce temps est révolu. On sait à présent que toutes les graisses ne sont pas les mêmes, et qu'il faut savoir les choisir.

»»» **Certains aliments sont à favoriser** car ils contribuent à élever le taux de « bon » cholestérol au détriment du « mauvais ». D'autres, qui au contraire favorisent le taux de « mauvais » cholestérol, doivent simplement être limités.

»»»»» Il ne s'agit plus de suivre un régime, mais seulement d'apprendre à manger mieux, de façon plus saine. **Sans oublier pour autant de se faire plaisir !**

20 CONSEILS

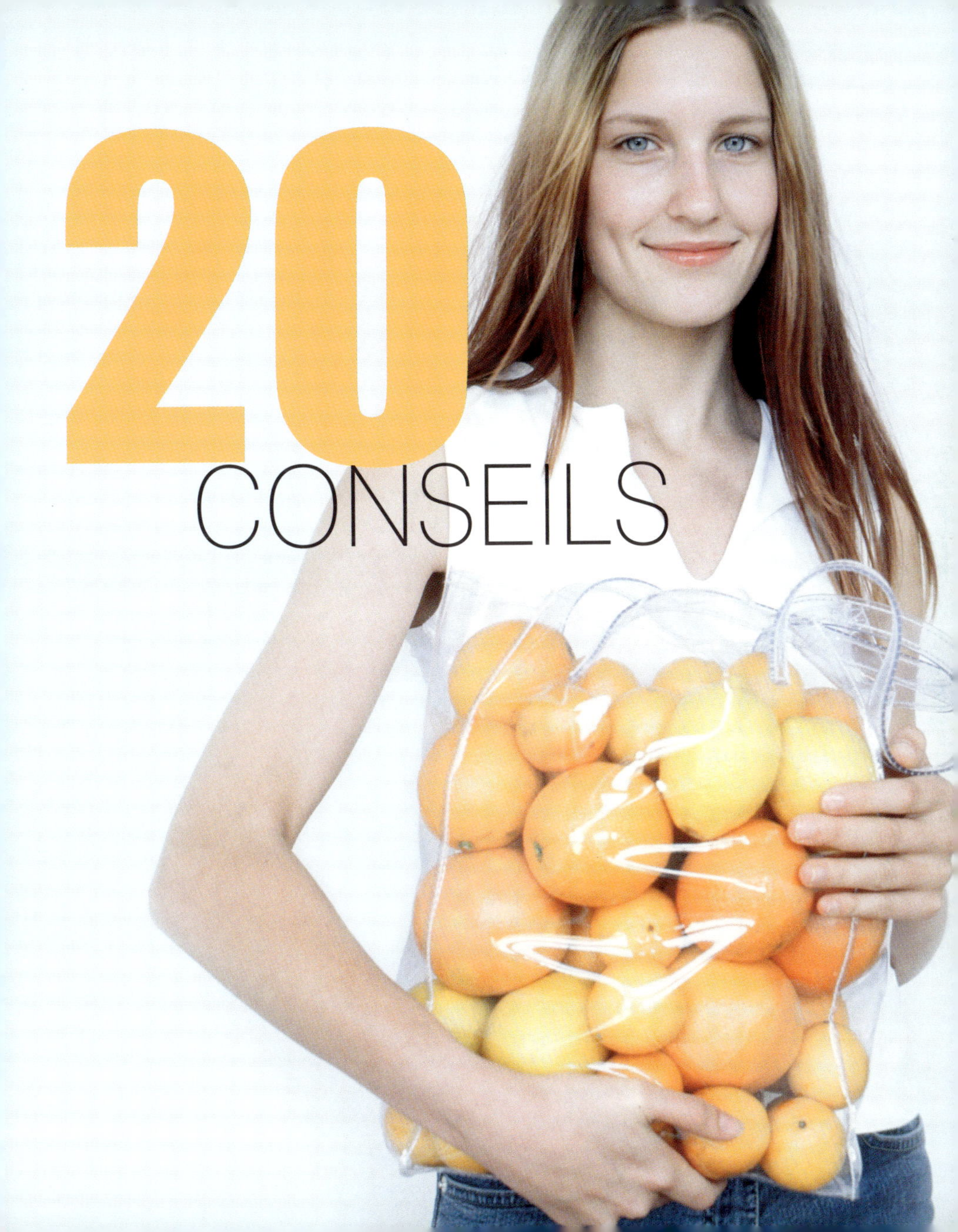

01 faites doser votre cholestérol

Avant de vous astreindre à changer d'alimentation, faites le point sur votre niveau de cholestérol. Les bilans sanguins sont de plus en plus précis et rigoureux. Ils permettent de mesurer le taux de graisses circulant dans le sang, et ainsi de connaître leur composition et leurs effets.

Mesurer le bon et le mauvais

Le premier geste du médecin lorsqu'il soupçonne un excès de cholestérol est de prescrire un examen sanguin. Les analyses sont aussi conseillées de façon quasi systématique à partir de 40 ans, afin de vérifier l'évolution de l'état de santé général.

Cet examen permet de vérifier la quantité de cholestérol dans votre système cardio-vasculaire. Il mesure également

POUR EN SAVOIR PLUS

> Pour être vraiment significatives, les analyses successives doivent être faites de préférence par le même laboratoire. Cela permet d'éviter les variations qui peuvent parfois survenir à cause de légères différences dans le mode opératoire.

> Les dosages sanguins se font toujours le matin, à jeun. Cela signifie qu'il ne faut pas avoir mangé depuis 12 heures. Évitez donc, la veille de l'examen, de grignoter devant la télé.

avec précision le taux du bon cholestérol et celui du mauvais. Des examens complémentaires permettent de doser d'autres graisses, notamment les triglycérides.

Ces précisions sont très importantes car elles évaluent les risques encourus en cas d'hypercholestérolémie. Un taux de cholestérol global moyen composé en grande partie de mauvais cholestérol (LDL) est plus dangereux pour la santé qu'un taux plus élevé associé à une grande quantité de bon cholestérol (HDL).

Au-delà de 3 g, attention !

Chez les hommes, le taux de cholestérol sanguin a tendance à baisser naturellement après 60 ans, alors que chez les femmes il a tendance à augmenter suite aux modifications hormonales de la ménopause.

En règle générale, on estime qu'un adulte doit avoir un taux de cholestérol total compris entre 2,5 et 3 grammes (g) par litre de sang. Au-dessus de 3 g, on parle d'une hypercholestérolémie qui demande un régime alimentaire et un traitement, choisis en fonction du rapport entre le bon et le mauvais cholestérol. En dessous de 2,5 g, il n'y a aucun problème. Lorsque le chiffre est situé entre ces deux extrêmes, tout dépend du rapport entre bon et mauvais cholestérol.

On estime que le taux de mauvais cholestérol (LDL) ne doit pas dépasser deux fois le taux du bon cholestérol (HDL).

> Contentez-vous d'un dîner léger et limitez votre consommation d'alcool afin que les taux révélés par l'analyse ne soient pas altérés par l'excès lipidique et glucidique de la veille. Prévoyez de prendre un solide petit déjeuner après la prise de sang.

*

EN DEUX MOTS

* Les examens sanguins permettent de mesurer le taux de cholestérol circulant dans le sang.

* Pour évaluer les facteurs de risque pour la santé, il faut aussi doser le bon cholestérol et le mauvais cholestérol.

* Au-dessus de 2,5 g de cholestérol par litre de sang, il faut vérifier que le taux du mauvais cholestérol ne soit pas plus de deux fois supérieur à celui du bon.

02 perdez un peu de poids

C'est une certitude : l'excès de poids favorise la formation du cholestérol. Souvent, d'ailleurs, hypercholestérolémie rime avec kilos en trop. Dans ce cas, perdre quelques kilos aide à faire baisser le taux de cet ennemi sanguin. Inutile de s'affamer et de se mettre au régime sec. Une alimentation saine et variée suffit à calmer les outrages de la balance !

Excès de poids et obésité

Il ne faut pas confondre le simple excès de poids avec la véritable obésité. L'index de Quetelet, ou calcul de l'indice de masse corporelle, permet d'avoir une idée plus juste. Il suffit de diviser le poids, en kilos, par le carré de la taille en mètre. Par exemple : vous mesurez 1,60 m et vous pesez 56 kilos. Votre calcul : 56 ÷ (1,60 x 1,60). Cela donne : 56 ÷ 2,56 = 21,88. Pas

POUR EN SAVOIR PLUS

> Les substituts de repas et les sachets hyperprotéinés font souvent plus de mal que de bien.

> Ils aident à perdre du poids rapidement, c'est vrai, mais au prix d'une privation qui retentit aussi bien sur le corps, rapidement placé en état de carence, que sur le moral. Sitôt les kilos perdus, on recommence à manger comme avant et on les reprend.

de problème puisque votre indice de masse corporelle est inférieur à 25. Mais si, pour la même taille, vous pesez 69 kilos, votre indice de masse corporelle est alors de 26,9.

On estime qu'en dessous de 25, le sujet n'a pas d'excès de poids. Entre 25 et 30, il est en surpoids. Il suffit donc d'un petit réglage alimentaire pour retrouver un indice normal. Au-dessus de 30, on parle de véritable obésité. Cela demande, alors, une prise en charge médicale.

Légumes, fruits, poisson...

Une perte de poids de quelques kilos suffit à faire baisser le taux de cholestérol de 10 %. Dans un premier temps, bon cholestérol et mauvais cholestérol s'abaissent de la même manière. Il faut attendre plusieurs mois après la stabilisation de l'amincissement pour que le bon cholestérol remonte, améliorant le rapport entre les deux de manière durable.

> Mieux vaut apprendre à modifier lentement son alimentation, découvrir un nouvel équilibre, apprécier des saveurs plus naturelles. La perte de poids sera plus lente, mais plus durable.

Si vous êtes en surpoids, contentez-vous de manger sain, équilibré, et de limiter les lipides et les glucides. Supprimez les sucres rapides (bonbons, gâteaux, confitures...) et l'alcool. Limitez les sucres lents (pâtes, pain, riz...) à une portion par repas. Mangez beaucoup de légumes frais, crus et cuits, assaisonnés à l'huile végétale crue (1 cuillerée à soupe par repas). Évitez les graisses animales (beurre, crème, fromages gras...). Remplacez les viandes grasses par de la volaille et du poisson. Contentez-vous de trois fruits par jour.

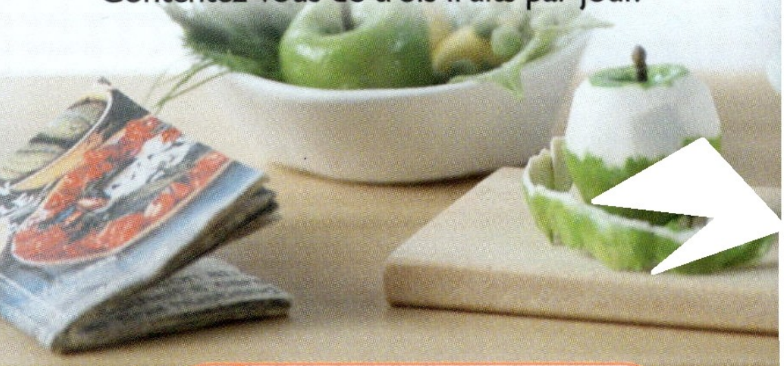

EN DEUX MOTS

* L'excès de poids augmente le taux de cholestérol.
* Perdre quelques kilos suffit à le faire baisser de 10 %.
* Il ne faut pas confondre surpoids et obésité : le premier se gère avec un simple réglage alimentaire, la seconde demande une prise en charge sérieuse.

03

Autrefois, les malheureux sujets à l'excès de cholestérol étaient mis au régime strict, sans aucun aliment gras ou contenant du cholestérol. On a compris depuis que notre corps a besoin de corps gras. Cerveau, muscles, fonctionnement hormonal… pâtissent du manque de graisses alimentaires.

mettez des corps gras dans votre assiette

Des parois cellulaires en bon état

Notre corps a besoin de corps gras. Et même lorsque notre sang est surchargé de cholestérol, nous ne devons pas adopter un régime trop pauvre en graisses sous peine de risquer de graves carences. Notre corps ne sait pas fabriquer lui-même certaines substances, qui lui sont pourtant essentielles. Parmi elles, les vitamines, les oligoéléments et… les acides gras ! Or ce sont les corps

POUR EN SAVOIR PLUS

> Il faut surtout faire la chasse aux graisses cachées. Les charcuteries, par exemple, les fromages, mais aussi les desserts industriels (crèmes glacées, desserts lactés…) ou les fruits secs sont très gras. N'oubliez pas, lorsque vous calculez votre ration lipidique journalière, d'en tenir compte. Pour ne pas vous perdre dans les calculs, suivez la « règle du 421 » : pour 4 rations de végétaux (fruits, légumes, céréales), vous devez mangez 2 rations de produits animaux (poisson, viande maigre, volaille…) et 1 ration de corps gras (huile végétale de préférence).

gras qui apportent à l'organisme ces acides gras essentiels.
Les graisses alimentaires sont indispensables à la bonne marche de nos cellules. De toutes nos cellules ! En effet, les parois cellulaires sont constituées en grande partie de lipides. Si nous en mangeons trop peu, elles n'arrivent plus à se reconstituer correctement et deviennent rigides et imperméables. Les échanges entre les cellules se font de plus en plus mal, et les fonctions organiques ralentissent. Les effets ne sont pas immédiatement visibles mais, lorsqu'ils se manifestent, c'est souvent trop tard. Le cerveau, notamment, est un très gros consommateur de graisses.

Apprenez à choisir

Comment faire lorsqu'on dispose d'un organisme animé d'une fâcheuse tendance à fabriquer trop de cholestérol ? Il faut apprendre à choisir les graisses que l'on consomme. Car certaines entraînent notre organisme sur la mauvaise pente, alors que d'autres l'aident à restaurer l'équilibre entre bon cholestérol et mauvais cholestérol.
Il ne faut pas oublier qu'en règle générale, dans les pays occidentaux, nous mangeons trop de graisses. Il est donc possible de diminuer la ration lipidique quotidienne : 15 à 20 % de corps gras représentent une moyenne raisonnable.

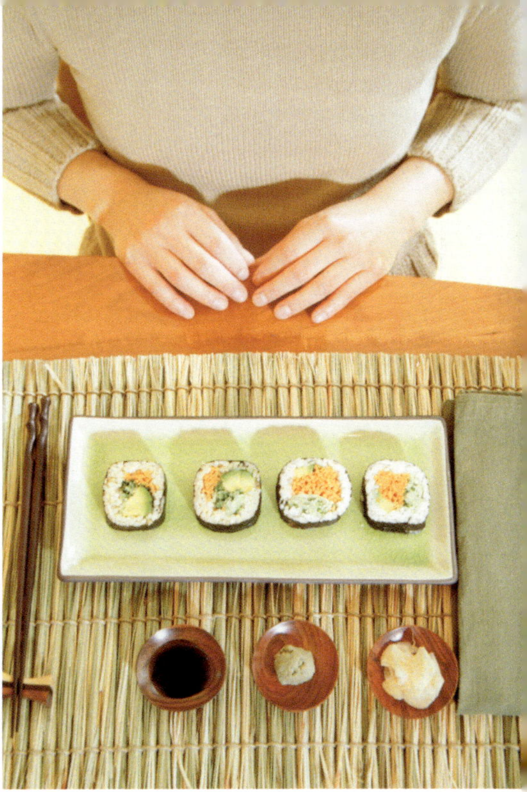

EN DEUX MOTS

* Les graisses sont indispensables à la bonne marche de l'organisme.
* Le cerveau est un très gros consommateur de graisses.
* De 15 à 20 % de lipides dans la ration alimentaire constituent une bonne moyenne.

04

Certaines graisses alimentaires incitent l'organisme à fabriquer davantage de cholestérol, alors que d'autres l'en dissuadent. En règle générale, les bonnes graisses sont plutôt végétales, et les mauvaises animales.

bonnes et mauvaises graisses

Acides gras saturés et insaturés

Moins d'un tiers du cholestérol circulant dans notre réseau sanguin vient directement des aliments. L'organisme fabrique lui-même les deux tiers restants à partir des graisses et des sucres alimentaires. Mais toutes ces graisses ne se valent pas ! Certaines sont dites saturées, et d'autres insaturées. Notre corps fabrique beaucoup plus de cholestérol avec les premières qu'avec les secondes.

POUR EN SAVOIR PLUS

> On voit parfois surgir, dans les rayons des supermarchés, des produits portant la mention « sans cholestérol ». Ces produits n'ont pas grand intérêt dans le cadre d'une alimentation saine. Un exemple : aux États-Unis, on trouve des paquets de cacahuètes ainsi étiquetés ; certes, les cacahuètes ne contiennent pas de cholestérol, mais elles sont très salées et très riches en graisses

Les graisses sont formées d'acides gras essentiels. Ces molécules se présentent comme de longues chaînes d'atomes de carbone qui se tiennent par la main, comme de bons camarades. Comme chaque atome de carbone a la chance de posséder quatre « mains », il tient en même temps deux atomes d'hydrogène.

Une longue chaîne de bons camarades

Lorsque la chaîne est complète, qu'aucun atome n'a la moindre main libre, on dit qu'il s'agit d'un acide gras saturé. Mais, parfois, la chaîne est incomplète. Un ou plusieurs des camarades se contentent de tenir la main à un seul atome d'hydrogène. On dit que l'acide gras est insaturé. Selon qu'il est mono-insaturé ou poly-insaturé, on baptisera cet acide gras Omega 3 ou Omega 6.
Pour faire baisser le taux de cholestérol sanguin, il faut donc commencer par manger davantage de graisses insaturées et moins de graisses saturées. Non seulement l'organisme fabriquera moins de cholestérol, mais celui qu'il concoctera sera plus équilibré !

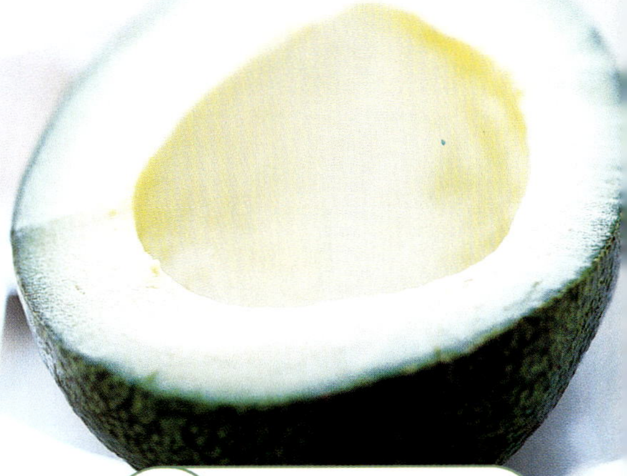

saturées, deux facteurs alimentaires qui favorisent la synthèse du cholestérol par l'organisme ! Mieux vaut donc apprendre à bien choisir ses graisses alimentaires.

EN DEUX MOTS

* Le corps fabrique les deux tiers de son cholestérol à partir des graisses alimentaires.

* Il en fabrique davantage (et surtout du mauvais !) lorsque nous mangeons des graisses contenant des acides gras saturés.

* À l'inverse, les graisses contenant des acides gras insaturés favorisent la synthèse du bon cholestérol.

D'une manière générale, les bons acides gras se trouvent dans les produits d'origine végétale, et les mauvais dans les produits d'origine animale. Cuisinez à l'huile et variez les origines. Chacune possède une saveur particulière et une composition en acides gras unique.

05 privilégiez les graisses végétales

Variez les huiles crues

Pour être sûr de ne pas vous tromper dans votre choix, la règle est simple : il faut privilégier les huiles crues et les varier. Les acides gras mono-insaturés et poly-insaturés, Oméga 3 et Omega 6, se trouvent principalement dans les graisses végétales. Mais, comme chaque huile possède une composition unique, le plus sûr moyen d'avoir suffisamment des uns et des autres est de changer

POUR EN SAVOIR PLUS

> Certaines graisses végétales sont dites « trans ». Elles possèdent une composition particulière qui les rend particulièrement nocives.

> Leur consommation régulière entraîne une hausse du cholestérol total, et tout particulièrement du mauvais cholestérol au détriment du bon. On les trouve en grande quantité dans les margarines.

régulièrement d'huile. Il en existe beaucoup, et chacune possède un parfum particulier : voilà une excellente façon de varier les saveurs tout en mangeant sain.

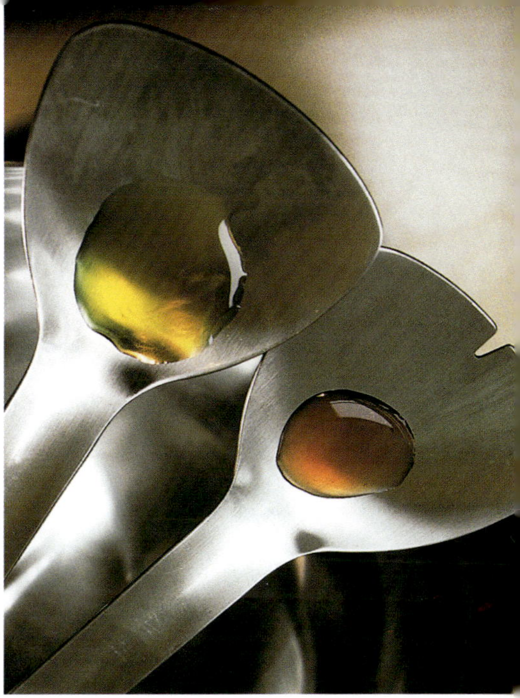

Optez pour les cuissons douces

Huile de colza, de pépins de raisin, de maïs, d'olive, de graines de courge, de noix, de noisette, de carthame, de tournesol, de graines de tomate… c'est à vous de choisir. Certaines se marient mieux avec les saveurs douces qu'elles relèvent (comme les huiles de noix et de noisette), d'autres sont plus neutres et accompagnent les plats plus relevés. Un filet d'huile sur un poisson grillé ou un légume vapeur, et le goût est au rendez-vous.
D'une manière générale, il vaut mieux ne pas trop chauffer les huiles car certains acides gras sont très fragiles et s'oxydent à la chaleur. Évitez les fritures et privilégiez les cuissons à l'étouffée, à la vapeur douce ou à four tiède.

> Bien qu'il s'agisse de graisses d'origine végétale, celles-ci sont donc (sauf composition spécialement conçue pour lutter contre le cholestérol) plus nocives que le beurre.

EN DEUX MOTS

* Les acides gras insaturés se trouvent surtout dans les graisses d'origine végétale.

* Ne les faites pas trop chauffer, car certains acides gras s'oxydent rapidement à la chaleur.

* Bien que d'origine végétale, les margarines sont riches en graisses « trans », particulièrement nocives.

06

vive l'huile d'olive !

C'est la star alimentaire du bassin méditerranéen. Et c'est justice, car c'est une excellente source d'acides gras essentiels. Certes, l'huile d'olive ne suffit pas pour assurer un apport suffisant et équilibré en Omega 3 et en Omega 6, mais vous pouvez en faire la base de votre ration lipidique.

L'huile idéale contre le cholestérol

Depuis des millénaires, dans le bassin méditerranéen, on extrait du fruit de l'olivier une huile savoureuse et bienfaisante. D'un goût très typé, elle est plus difficile à cuisiner que les huiles douces (tournesol, pépin de raisin…). Longtemps considérée comme une huile lourde à digérer, elle connaît un regain d'intérêt depuis que des chercheurs ont constaté un taux moins élevé de maladies cardio-vasculaires dans les pays méditerranéens.

POUR EN SAVOIR PLUS

> On peut aujourd'hui trouver dans les boutiques spécialisées des huiles d'olive venues de Grèce, d'Italie, d'Espagne, de Tunisie, de Crète… On les choisit selon le cru, comme on le fait pour les vins.

> Certaines sont plus fruitées, d'autres plus corsées, épicées, fleuries… Ces différences sont dues aux variétés d'olives qui ont servi à fabriquer l'huile, mais aussi au climat et au terrain.

Voici une étude, parmi beaucoup d'autres, à titre d'exemple : deux groupes de patients atteints d'hypercholestérolémie moyenne ont été mis au régime. Le premier groupe suivait un régime très pauvre en graisses, alors que le second groupe en absorbait jusqu'à deux fois plus, mais presque uniquement sous forme d'huile d'olive. Résultat : non seulement les patients ayant absorbé beaucoup d'huile d'olive avaient vu leur taux global de cholestérol baisser plus vite que les autres, mais, en plus, le rapport entre bon cholestérol et mauvais cholestérol était meilleur chez eux.

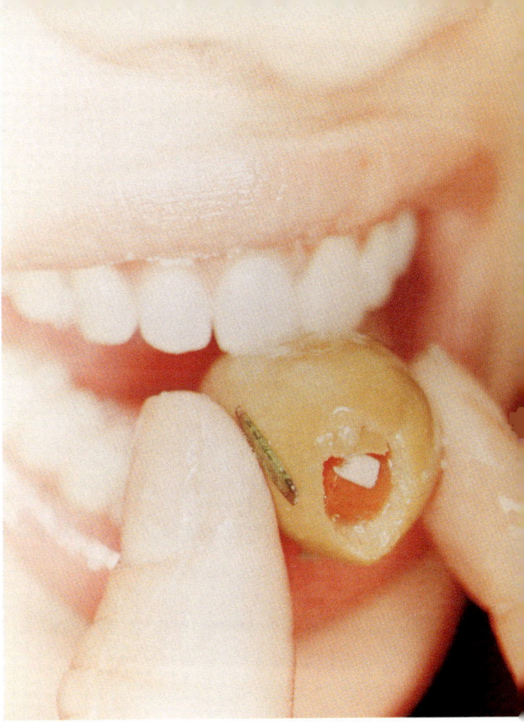

Elle neutralise le mauvais cholestérol

L'huile d'olive possède aussi la particularité de neutraliser l'action du mauvais cholestérol dans les artères. Elle l'empêche de se déposer, de les obstruer.
Vous pouvez en consommer chaque jour au moins deux cuillerées à soupe, en assaisonnement de vos salades, poissons, légumes cuits...
Pour cela, encore faut-il choisir une huile d'olive de bonne qualité. Regardez bien les étiquettes et achetez de l'huile extra vierge, de première pression à froid. Cette appellation garantit qu'elle a été fabriquée sans aucun additif et qu'elle possède un degré d'acidité inférieur à 1 %.

EN DEUX MOTS

* De nombreuses études ont montré que la consommation régulière d'huile d'olive contribue à faire baisser le taux de cholestérol.

* L'huile d'olive aide également les artères à se défendre contre les amas de mauvais cholestérol.

* Utilisez l'huile d'olive crue, et choisissez-la de bonne qualité.

07 choisissez des huiles de bonne qualité

Les huiles végétales sont fabriquées par pression d'un fruit ou d'une graine. La qualité du produit obtenu dépend du mode de production. Veillez à les conserver à l'abri de la chaleur et de la lumière.

Raffinées ou de première pression à froid ? Les huiles sont fabriquées soit par pressage lorsqu'elles proviennent d'un fruit, soit par extraction lorsqu'elles sont tirées d'une graine. Dans le premier cas, elles ne doivent pas avoir été chauffées (huiles vierges de première pression à froid). Dans le second, les graines sont d'abord chauffées en atmosphère humide avant d'être soumises à une pression très élevée. Hormis l'huile d'olive, la plupart des huiles ont besoin d'être raffinées pour être consommables. Assurez-vous que vos huiles ont été le moins raffinées possible, afin qu'elles contiennent les nutriments essentiels.

À l'abri de la chaleur et de la lumière : certaines huiles se cuisent mieux que d'autres. L'huile de maïs et de pépins de raisin souffrent moins de la cuisson que l'huile de colza ou de noix.
Conservez les huiles à l'abri de la lumière et de la chaleur. Veillez aussi à bien fermer les bouchons, car la présence d'oxygène accentue l'oxydation de l'huile.

POUR EN SAVOIR PLUS

> Le label Bio constitue un gage de qualité. Il assure que les végétaux ayant servi à fabriquer l'huile ont été cultivés selon les critères habituels de l'agriculture biologique, qu'aucun additif n'a été ajouté en cours de production et que le raffinage n'a pas enlevé les principaux nutriments.

EN DEUX MOTS

* Les huiles extraites de fruits, doivent être vierges et de première pression à froid.

* Conservez-les à l'abri de la chaleur et de la lumière.

08 et les œufs dans tout ça ?

Longtemps, les personnes ayant trop de cholestérol ont été totalement privées d'œufs. Certes, le jaune d'œuf est l'un des aliments les plus riches en cholestérol, mais on peut tout de même continuer à en consommer.

Un aliment de qualité… à éviter ! L'œuf est un aliment idéal, qui contient des protéines de très bonne qualité. Hélas, il est déconseillé aux personnes sujettes à l'excès de cholestérol car il est aussi très riche en cholestérol.
Le cholestérol siège uniquement dans le jaune de l'œuf. Le blanc en est dépourvu. Vous pouvez donc manger autant de blancs d'œuf que vous le désirez.

Pas plus de deux par semaine : on conseille de ne pas dépasser deux ou trois œufs entiers par semaine dans le cadre d'une alimentation surveillée. Pour diminuer l'impact de l'œuf, vous pouvez prendre l'habitude de mélanger deux blancs avec un seul jaune lorsque vous cuisinez.
Mieux vaut les consommer à la coque ou dur, afin que le gras de la cuisson ne vienne pas augmenter la quantité de cholestérol.

POUR EN SAVOIR PLUS

> Faites attention aux jaunes d'œuf cachés ! De nombreux produits alimentaires industriels contiennent du jaune d'œuf (plats cuisinés, entremets, gâteaux…). Lisez bien les étiquettes afin de ne pas ajouter ces œufs à votre consommation « visible ».

EN DEUX MOTS

* Les œufs sont déconseillés car ils contiennent beaucoup de cholestérol.

* Ne consommez pas plus de deux ou trois œufs par semaine.

* Le blanc d'œuf étant dépourvu de cholestérol, vous pouvez en manger.

09 sélectionnez les graisses animales

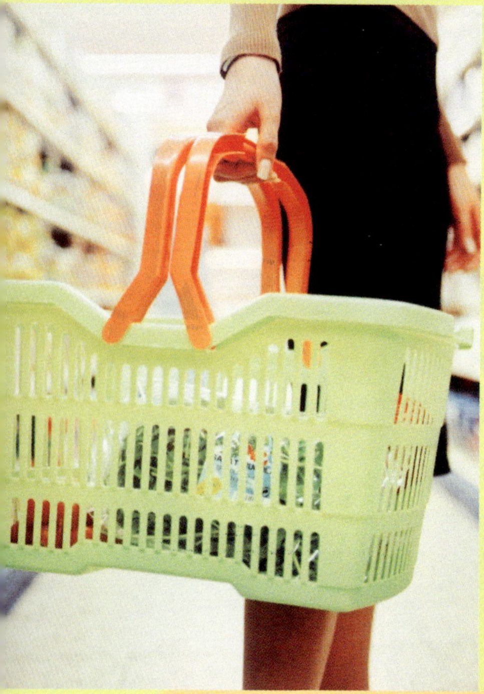

Voici l'ennemi numéro 1 de nos artères : les graisses animales. Ce sont elles qui contiennent ces acides gras saturés qu'il faut absolument éviter. Les viandes en contiennent beaucoup plus que le poisson.

POUR EN SAVOIR PLUS

> Symboliquement, la viande est un aliment chargé de valeur positive. C'est un aliment chaud, viril, puissant, tonique.

> Plus la viande est rouge, plus elle est réputée donner des forces. Autrefois, on donnait du jus de viande aux enfants convalescents pour les aider à se remettre plus vite. Pendant des siècles, la viande a été réservée aux élites. Les classes les plus pauvres n'y avaient pas accès.

Jusqu'à 25 % de mauvaises graisses !

Les acides gras les plus nocifs ne sont pas emballés dans une bouteille ou dans un papier d'argent. Ils sont cachés dans les fibres rouges des viandes grasses. Une entrecôte très « persillée » peut en contenir jusqu'à 25 % ! Or ce sont les acides gras les plus nocifs, ceux à partir desquels l'organisme fabrique le cholestérol en grande quantité.
À l'inverse, le poisson, même gras, contient des acides gras insaturés en grande quantité. Cela s'explique : plus une chaîne d'acide gras est insaturée, plus elle est longue et souple et plus son point de congélation est bas. Les poissons des mers froides vivent à des températures telles que, s'ils étaient remplis d'acides gras saturés, ils seraient naturellement congelés !

Plus de poisson que de viande...

Nous sommes des créatures omnivores. Notre organisme a besoin de protéines pour reconstituer en permanence sa masse musculaire. On trouve des protéines dans les animaux et dans les végétaux, mais seules les protéines animales contiennent les huit acides aminés essentiels que notre corps ne sait pas synthétiser. Les protéines végétales sont en général carencées.
Si vous n'avez pas envie de devenir végétarien, contentez-vous de manger des protéines animales seulement une fois par jour, et de consommer deux fois plus souvent du poisson que de la viande.

> Depuis la fin de la Seconde Guerre mondiale, tout le monde a pu manger de la viande dans les pays occidentaux. Elle est devenue un aliment quotidien. Cet excès brutal est à la base de l'augmentation du nombre de maladies cardio-vasculaires.

EN DEUX MOTS

* La viande contient des acides gras saturés en grande quantité.

* Le poisson, en revanche, contient surtout des acides gras insaturés.

* Consommez des protéines animales seulement une fois par jour, et deux fois plus souvent du poisson que de la viande.

10 doucement avec les produits laitiers !

Le lait et les produits laitiers sont très consommés en France. Ils constituent la principale source de calcium. Ils contiennent également des graisses animales, dont certaines sont saturées. Ils sont donc à consommer avec modération et à choisir avec soin.

Lait écrémé ou lait de soja ?

Le lait de vache est le plus consommé dans les pays occidentaux. Il est riche en matières grasses : plus de 3 % dans le lait entier, ce qui fait entre 30 et 40 g de lipides pour un litre de lait. En outre, ce sont des acides gras saturés, les plus nocifs. Les personnes sujettes à l'excès de cholestérol doivent restreindre, voire arrêter, leur consommation. Il existe sur le marché des laits demi-écrémés ou écrémés, qui sont

POUR EN SAVOIR PLUS

> Certains nutritionnistes sont farouchement opposés à la consommation de lait chez l'adulte car, à partir de 7 ans, nous ne disposons plus des enzymes nécessaires à la dégradation des grosses molécules de lactose.

> De fait, certaines personnes ont une intolérance au lait et doivent s'abstenir d'en consommer, mais cette interdiction n'est pas valable pour tout le monde.

moins riches. Autre solution : le « lait de soja ». Le lait de soja s'emploie comme le lait animal. Il ne contient pas d'acides gras saturés ni de cholestérol. Il a une saveur légèrement différente, mais agréable.

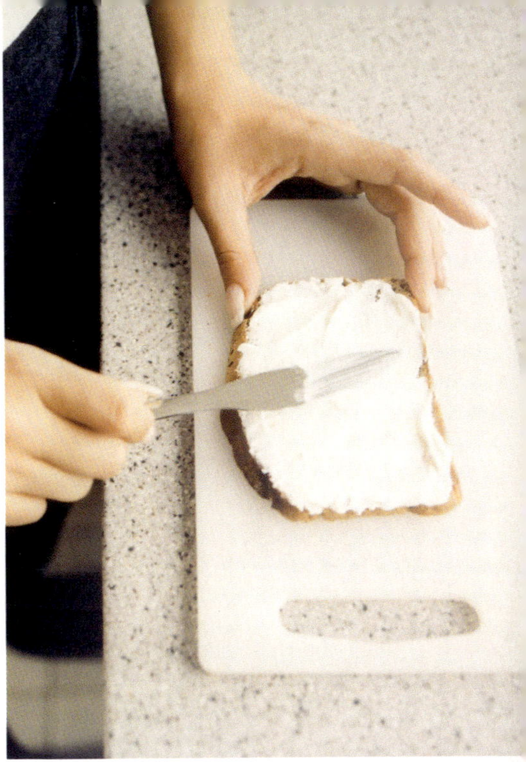

Yaourts à 0 % et pâtes cuites

Côté produits laitiers, il faut surtout éviter ceux qui ont un fort taux de matières grasses : le beurre, la crème fraîche, les fromages blancs à 40 %. Préférez les yaourts et les fromages blancs à 0 %, qui sont aujourd'hui de plus en plus savoureux. Enfin, il faut absolument restreindre la consommation de fromages gras. Ils contiennent jusqu'à 45 %, voire 50 %, de matières grasses, et donc d'acides gras saturés. Préférez les pâtes cuites, plus maigres, et limitez les quantités (1 portion par jour). Vous pouvez aussi consommer des fromages allégés.

> Pour être sûr de ne pas manquer de calcium lorsqu'on mange peu (ou pas du tout) de lait et de produits laitiers, il faut veiller à absorber d'autres aliments riches en calcium : figues sèches, sardines à l'huile, graines de sésame, tofu de soja, pain complet, légumes verts à feuilles, brocolis, choux de Bruxelles...

EN DEUX MOTS

* Le lait entier est très riche en acides gras saturés.

* Abstenez-vous de consommer des laitages gras et préférez les maigres.

* Si vous ne consommez plus de produits laitiers, veillez à manger d'autres aliments riches en calcium.

11 invitez la volaille à votre table

Toutes les viandes ne se valent pas. Certaines sont beaucoup plus grasses que les autres. Pour réguler le taux de cholestérol, il faut donc manger surtout des volailles et des viandes blanches, ou bien choisir les morceaux de viande rouge.

Dinde, poulet, lapin, cheval…

Certaines personnes apprécient la viande et ont beaucoup de mal à diminuer leur consommation de produits carnés. Il faut alors bien choisir ceux que l'on consomme, car les variations sont très importantes d'une viande à l'autre. Le cheval constitue une exception, puisque c'est une viande rouge particulièrement maigre : environ 2 % de matières grasses. Si vous ne l'appréciez

POUR EN SAVOIR PLUS

> Deux cas à part dans le règne animal : l'oie et le canard. Des chercheurs ont constaté que, dans certaines régions du Sud-Ouest de la France, où la cuisine traditionnelle utilise beaucoup la graisse d'oie et de canard, le taux de maladies cardio-vasculaires était beaucoup moins élevé qu'ailleurs. Ils ont cherché la raison de cette « anomalie », et ont trouvé : la graisse d'oie et celle de canard sont les seules graisses animales qui contiennent en grande

pas, tournez-vous vers les volailles : il y a seulement 5 % de matières grasses dans une escalope de dinde, un blanc de poulet ou une cuisse de lapin. Le gibier, lui, est moins gras encore, avec environ 3 % de matières grasses seulement. N'hésitez pas à les mettre au menu, à condition de ne pas les cuire dans beaucoup de matières grasses. Cuisinez-les à four doux, à l'étouffée, en fricassée, à la vapeur douce… Évitez les volailles rôties dans leur graisse, ou veillez à ne consommer ni la peau ni le jus de cuisson.

Filet mignon ou romsteck

En ce qui concerne le bœuf, le porc ou l'agneau, veillez surtout à bien choisir les morceaux que vous consommez. Une côte de porc, par exemple, contient jusqu'à 25 % d'acides gras saturés, alors qu'un filet mignon plafonne à 5 % ! Côté bœuf, il n'y a que 5 g de matières grasses dans 100 g de romsteck, alors qu'il y en a 15 g dans une entrecôte.

Le veau, enfin, est une viande assez maigre (moins de 15 % de matières grasses), la noix de veau se limitant à 4 g pour 100 g, alors que l'agneau et le mouton sont toujours gras.

Cependant, il ne faut pas oublier que les produits animaux contiennent en majorité des acides gras saturés, donc nocifs. Il convient donc de limiter même la consommation de viande maigre.

quantité des acides gras insaturés de bonne qualité. Si vous aimez le confit et le foie gras, n'hésitez pas. En ce qui concerne votre taux de cholestérol, tout au moins. Car côté calories…

EN DEUX MOTS

* Privilégiez les volailles, le gibier et les viandes blanches.

* Ne vous privez pas de confit de canard et de foie gras d'oie : ces animaux sont les deux seuls à fournir des acides gras insaturés de bonne qualité.

12 du poisson, encore du poisson !

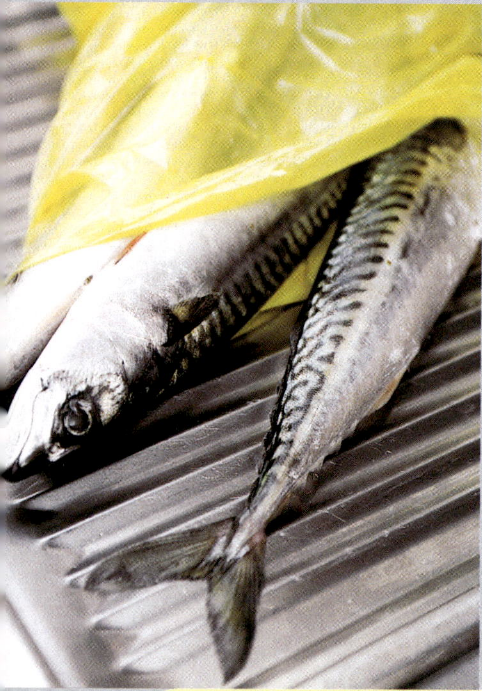

Côté graisses animales, c'est le must ! Non seulement le poisson contient, généralement, moins de graisses que la viande, mais ce sont de bonnes graisses : mono- et poly-insaturées. Vous pouvez donc manger du poisson au moins trois fois par semaine, et même davantage, de préférence des poissons gras.

> Les poissons à manger en priorité sont ceux qui contiennent plus de 10 % de gras : maquereau, thon frais, saumon frais, hareng, anguille... Si vous hésitez devant l'étal du poissonnier, choisissez toujours un poisson à peau bleue.

POUR EN SAVOIR PLUS

> Évitez les poissons fumés : ils contiennent moins d'acides gras bénéfiques, mais beaucoup d'amines aromatiques, réputées cancérigènes.

Suivez l'exemple des Inuits

Un vieil adage affirme que le plus gras des poissons est moins gras que la moins grasse des viandes. Lorsqu'on observe de près les chiffres, on s'aperçoit que ce n'est pas tout à fait vrai. Il y a par exemple plus de 13 g de graisse dans 100 g de saumon, et plus de 19 g dans 100 g d'anguille ! Ce qui est vrai, en revanche, c'est qu'il vaut mieux pour nos artères manger les plus gras des poissons que les plus maigres des viandes.
Dans les pays du grand Nord vivent des peuples inuits (esquimaux) qui ne connaissent pas, ou presque, de maladies cardio-vasculaires et n'ont jamais d'excès de cholestérol. Pourtant, ils ont une alimentation très déséquilibrée : quasiment pas de végétaux, uniquement des poissons gras et de la viande de mammifères marins. Ce sont justement les acides gras contenus dans les poissons qui les protègent ainsi.

> **Évitez les coquillages et les crustacés, qui contiennent beaucoup de cholestérol. Contentez-vous d'en faire un plat de fête.**

Moins de cholestérol et de triglycérides

Le corps fabrique très peu de cholestérol à partir de ces acides gras. Mieux : ceux-ci agissent directement sur les triglycérides, dont ils font baisser le taux sanguin. Ils fluidifient le sang et retardent la formation des plaques d'athérome.
Pour profiter de ces qualités, il faut acheter du poisson gras pêché en haute mer. Les poissons d'élevage sont beaucoup moins riches en acides gras. Évitez de les frire et préférez les cuissons douces car les acides gras sont fragiles.

EN DEUX MOTS

* Les poissons gras contiennent des acides gras essentiels très précieux, qui abaissent le taux de cholestérol et de triglycérides.
* Vous pouvez en manger aussi souvent que vous le voulez.
* Préférez les cuissons douces, sans matières grasses cuites.

13 mangez du soja

Le soja est un aliment d'une richesse nutritionnelle exceptionnelle. Il contribue à faire baisser le taux de cholestérol et à protéger des maladies cardio-vasculaires. À consommer sous toutes ses formes.

Un haricot magique ! Est-il d'origine japonaise ou chinoise ? Personne ne le sait. Ce qu'on connaît bien aujourd'hui, en revanche, c'est l'étendue des qualités nutritionnelles de cette petite graine.
Le soja est une sorte de haricot grimpant, donnant des cosses remplies de graines. Ce sont ces graines qui sont consommées soit germées, soit sous forme de lait, d'huile, de fromage (tofu)...

De nombreuses études ont montré qu'en consommant plus de 20 g de soja par jour on peut abaisser son taux de cholestérol de manière significative.

Les vertus de la lécithine : principale responsable de cette action : la lécithine. Cette substance agit à plusieurs niveaux. Pendant la digestion, elle rend les graisses plus facilement assimilables ; il reste donc moins de graisses circulant dans le sang. Ensuite, elle freine le dépôt des graisses sanguines sur les artères et empêche leur oxydation. Enfin, elle augmente le taux de bon cholestérol au détriment du mauvais.

POUR EN SAVOIR PLUS

> On trouve aussi de la lécithine de soja sous forme de complément alimentaire.

> Elle existe sous forme de granulés (à ajouter à la nourriture), ou de gélules.

> On la trouve dans les boutiques de diététique ou dans les rayons diététique des supermarchés.

EN DEUX MOTS

* Manger plus de 20 g de soja par jour peut abaisser naturellement le taux de cholestérol.

* Le soja se consomme sous des formes très variées.

14 nouveau : les stérols végétaux

Ce sont des nouveaux venus sur le marché de la diététique anti-cholestérol. Ces composés végétaux abaissent naturellement le taux de cholestérol sanguin en empêchant l'absorption des graisses au cours de la digestion.

On les appelle « stérols végétaux », ou « phytostérols ». Ce sont des composés naturels, présents dans tous les végétaux : fruits, légumes, graines… Nous en mangeons donc chaque jour, sans le savoir. Ces substances naturelles inhibent l'absorption des graisses au cours de la digestion. Celles-ci sont donc éliminées sans avoir été utilisées par l'organisme.

Fruits, légumes, huiles végétales et margarine enrichie. Seulement voilà : nous n'en absorbons pas assez. La quantité moyenne dans les pays occidentaux est de 200 à 400 mg par jour. Or, pour qu'ils exercent une action visible sur le cholestérol, il faut en absorber entre 1 et 2 g ! Pour cela, il faut augmenter sa consommation quotidienne de fruits, de légumes frais, et d'huiles végétales. Vous pouvez aussi consommer des margarines enrichies en stérols végétaux.

POUR EN SAVOIR PLUS

> En France, une seule marque de margarine a obtenu l'autorisation de marquer sur son emballage : « entraîne une baisse du cholestérol ».

> Il suffit d'en manger 20 g par jour (soit trois tartines) pour que le taux de cholestérol total baisse d'environ 10 %.

EN DEUX MOTS

* Les stérols végétaux, ou phytostérols, freinent l'absorption des graisses alimentaires pendant la digestion.

* Nous les consommons dans les fruits, les légumes ou les huiles végétales.

Non contents de nous apporter les précieux stérols végétaux, les fruits et les légumes frais sont riches en fibres alimentaires, qui freinent l'absorption intestinale des graisses. Ils sont bourrés de vitamines et de végétaux. Ils aident à adopter une alimentation plus saine et à perdre du poids…

15 abusez des fruits et des légumes frais

Bons pour tout le monde !

Les fruits et les légumes frais, c'est bon pour tout le monde ! Et tout particulièrement pour ceux qui sont sujets à l'excès de cholestérol. Ils cumulent plusieurs qualités. D'abord, ils permettent de manger à sa faim et de varier les saveurs sans risque, car ils ne contiennent pas de lipides. Ensuite, ils constituent une mine inépuisable de vitamines et de minéraux, toujours utiles pour l'entretien de la santé,

POUR EN SAVOIR PLUS

> Si les fruits et les légumes sont colorés, c'est le plus souvent à cause des vitamines et des sels minéraux qu'ils contiennent. Le bêta-carotène, par exemple, leur confère une teinte orangée.

> Les fruits et les légumes orange (melon, abricot, carotte…) sont donc riches en bêta-carotène. Pour être sûr d'ingérer régulièrement tous les minéraux et les vitamines indispensables, il suffit donc de varier les couleurs des

et du système cardio-vasculaire. Crus ou cuits à la vapeur, ils peuvent être assaisonnés à l'huile crue, source d'acides gras essentiels de bonne qualité, surtout si vous variez les huiles (voir conseil 5).

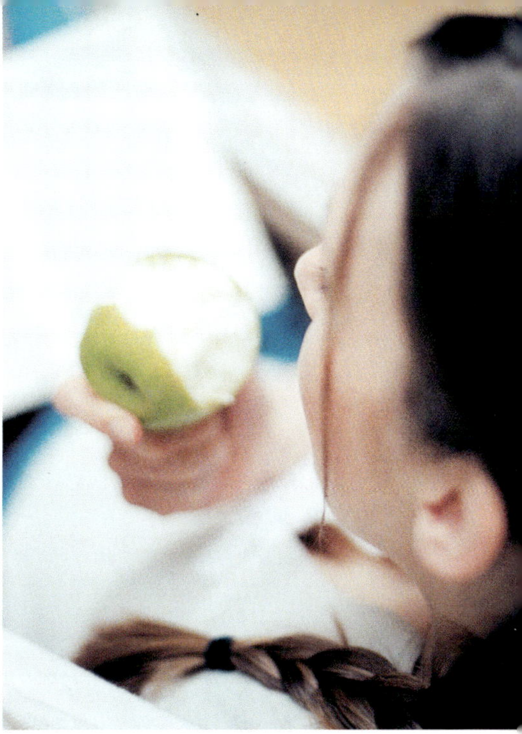

Les fibres alimentaires

Les végétaux frais sont aussi très riches en fibres alimentaires, qui jouent un rôle non négligeable dans la gestion du cholestérol. Elles accélèrent le transit intestinal et exercent une influence sur la réabsorption des sels biliaires, lesquels agissent sur la synthèse du cholestérol par le foie. Plus de fibres alimentaires, c'est donc une meilleure hygiène intestinale et une moindre production de cholestérol.

En outre, les fibres piègent les graisses encore présentes dans le bol alimentaire intestinal et les accompagnent vers la sortie, limitant ainsi leur quantité dans le sang. La pomme, par exemple, est très riche en fibres et peut être consommée quotidiennement.

végétaux que l'on consomme : rouge, jaune, vert, violet… De cette manière, on varie l'apport en nutriments sans avoir à faire ses courses avec un tableau détaillé à la main !

EN DEUX MOTS

* Les fruits et les légumes permettent de varier l'alimentation tout en limitant le taux de graisses alimentaires.

* C'est une source inépuisable de vitamines et de minéraux.

* Ils contiennent des fibres, lesquelles influencent l'absorption des graisses.

16

Les céréales et les légumineuses constituent la base des alimentations traditionnelles, et c'est justice car ce sont d'excellents aliments. Côté cholestérol, ils contiennent peu de lipides, et uniquement des acides gras insaturés.

ne vous privez pas de céréales ni de légumineuses

Peu de graisses, et uniquement des bonnes !

Pour vivre, nous avons besoin d'énergie. Celle-ci nous est apportée en grande partie par les glucides. Nous avons tous intérêt à privilégier les glucides complexes, dits aussi sucres lents, que l'on trouve dans les céréales et les légumineuses. Nous devrions manger, chaque jour, près de la moitié de notre ration alimentaire sous cette forme : pain, pâtes,

POUR EN SAVOIR PLUS

> Pensez aux céréales originales : épeautre, sarrasin, quinoa, millet... On les trouve facilement dans les boutiques de diététique. Elles ont des saveurs et des textures différentes, et permettent de varier les menus.

> Consommez de préférence des céréales complètes, plus riches en vitamines et en minéraux.

riz, pomme de terre, maïs, seigle, orge, avoine, haricot, pois chiche, lentille...
Les céréales et les légumineuses sont des aliments pauvres en lipides (moins de 3 %). Et comme ce sont des végétaux, ils contiennent uniquement des lipides constitués de bons acides gras, mono- ou poly-insaturés. Leur consommation régulière contribue donc à faire baisser le taux de cholestérol, et à augmenter le bon au détriment du mauvais. En outre, ces aliments contiennent des stérols végétaux et des fibres (voir conseils 14 et 15).

Des associations pour les végétariens

La consommation de céréales et de légumineuses est intéressante également pour les personnes sujettes à l'excès de cholestérol et qui n'aiment pas le poisson. En effet, elles contiennent des protéines végétales qui peuvent remplacer les protéines animales, à condition de les mélanger de façon à être sûr d'absorber toujours les huit acides aminés essentiels, ceux que notre corps ne sait pas synthétiser lui-même.
Pour cela, il faut toujours associer une céréale (blé, riz, orge, maïs...) avec une légumineuse (haricot, lentille, soja...). C'est la base des alimentations traditionnelles pauvres en produits animaux : blé et pois chiche dans le couscous, riz et lentille en Inde, maïs et haricot rouge en Amérique centrale...

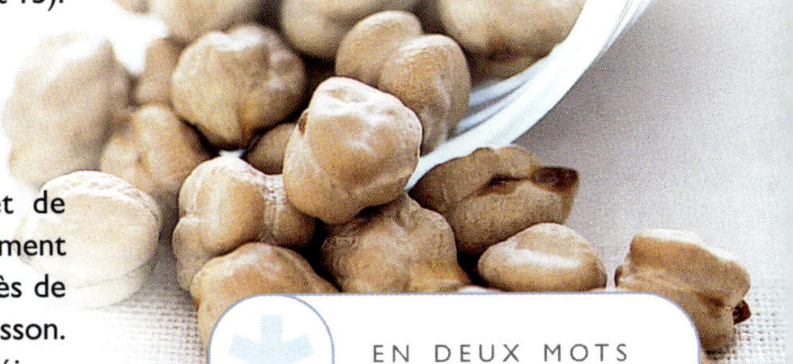

> Choisissez-les bio, de manière à ne pas manger en même temps pesticides et engrais chimiques, qui se concentrent dans l'enveloppe du grain.

EN DEUX MOTS

* Les céréales et les légumineuses devraient constituer la moitié de notre alimentation.
* Ce sont des aliments pauvres en graisses, et contenant uniquement de bons acides gras.
* Associez toujours une céréale et une légumineuse si vous voulez les consommer en remplacement de la viande.

17

ne mangez pas n'importe quand

Notre corps a besoin de nutriments pour mener à bien ses nombreuses tâches. Cependant, il ne les utilise pas tous à la même heure. Pour éviter qu'il ne fabrique trop de cholestérol, il faut lui donner des graisses à l'heure où la synthèse de cette substance est au plus haut.

Les avancées de la chronobiologie

Notre organisme est une merveilleuse machine. Il gère, stocke, fabrique, fait des placements provisoires et des économies à long terme… Le programme de synthèse du cholestérol s'inscrit dans cette logique. La chronobiologie est la science qui étudie nos rythmes biologiques. Elle a montré notamment que nous avons besoin de sucre en fin d'après-midi, car c'est à ce moment que le sang est le plus

POUR EN SAVOIR PLUS

> Si vous adoptez cette alimentation, vous avez, en plus, toutes les chances de perdre quelques kilos car, en suivant ainsi vos rythmes, vous éviterez à votre corps de stocker ce dont il n'a pas besoin. Ne sautez pas de repas.

> Prenez un solide petit déjeuner, plutôt gras. À midi, mangez un plat consistant contenant beaucoup de protéines. Retrouvez le plaisir d'un goûter léger et, le soir, mangez « super light ». Quelques fruits ou un petit plat de poisson et de légumes vapeur suffisent.

chargé en insuline, l'hormone qui permet d'utiliser immédiatement le sucre. Cela nous permet d'échapper à la fatigue de la fin de journée. À la mi-journée, c'est la synthèse des protéines qui est la plus active. C'est le moment où nous reconstituons nos muscles.

La synthèse des graisses, elle, se produit le matin au réveil. Dans les quatre heures qui suivent notre premier pas hors du lit, notre corps fabrique une grande partie du cholestérol qui lui sera utile dans la journée.

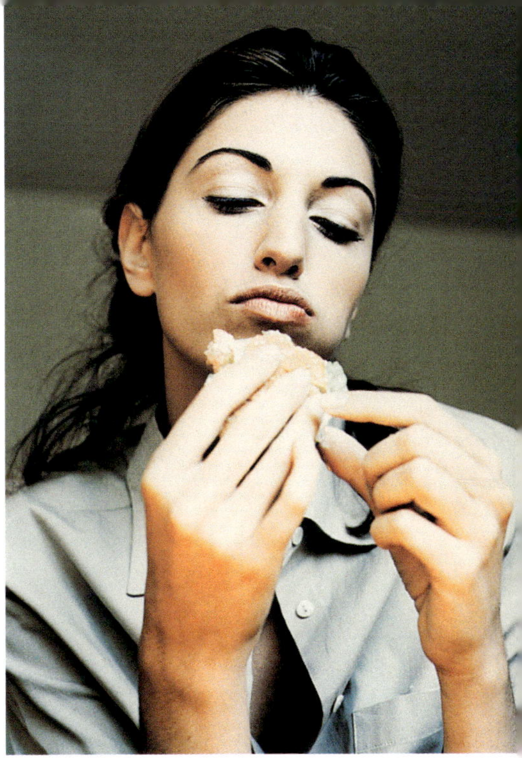

Les découvertes de la chrononutrition

Tout naturellement, les chercheurs ont conclu qu'il valait mieux donner au corps ce dont il a besoin au moment où il en a besoin, pour lui éviter du travail inutile, autant de production que de stockage et de gestion des stocks. C'est ainsi qu'est née la chrononutrition.

Il vaut mieux manger des graisses le matin, des protéines à midi, des sucres l'après-midi, et manger très légèrement le soir. Certes, il est difficile de se nourrir de poisson vapeur le matin, mais vous pouvez manger du jambon, de la margarine, du lait demi-écrémé, du fromage pas trop gras... Ensuite, diminuez les doses de lipides à midi et évitez d'en manger le soir. Votre organisme s'en trouvera plus tonique.

EN DEUX MOTS

* La chronobiologie étudie les rythmes biologiques du corps.
* La chrononutrition nous apprend à quelle heure nous devons manger.
* Les chercheurs ont découvert que la synthèse du cholestérol se fait principalement le matin.

18 doucement l'alcool !

Des alcools forts, non. Du bon vin rouge, oui. Voilà, en substance, les conseils diététiques en vigueur. Car si l'alcool est néfaste, pour notre santé en général et celle de nos artères en particulier, le vin rouge contient des substances antioxydantes qui les protègent des effets délétères du cholestérol.

La troisième cause de mortalité

La consommation d'alcool devient rapidement dangereuse pour la santé. On estime qu'au-delà de 50 g d'alcool par jour (soit un demi-litre de vin) les effets sur la santé sont néfastes. L'alcool est une très petite molécule, qui se diffuse très vite à travers le réseau sanguin. Cela explique qu'elle exerce une action directe sur le système nerveux, avec, entre autres, des répercussions sur le

POUR EN SAVOIR PLUS

> Le vin blanc et le vin rosé sont moins riches en substances antioxydantes. Mieux vaut donc du vin rouge.

> N'oubliez pas que le vin est déconseillé si vous êtes atteint de certains troubles veineux (hémorroïdes, varices…) à cause de son effet vasodilatateur.

> Il peut également entraîner des troubles digestifs à cause de sa forte acidité.

système cardio-vasculaire : modification de la pression artérielle, du rythme cardiaque, du calibre des vaisseaux…
Une consommation ponctuelle n'a pas beaucoup d'incidence sur la santé, mais une consommation élevée régulière finit par entraîner des troubles importants. L'alcool est, directement ou indirectement, la troisième cause de mortalité en France.

Polyphénols et flavonoïdes

Cependant, l'alcool consommé à doses modérées exerce aussi une action protectrice au niveau du système circulatoire en augmentant le taux de bon cholestérol au détriment du mauvais.
C'est particulièrement vrai dans le cas du vin rouge. Celui-ci contient des polyphénols, des tanins et des flavonoïdes, qui sont des substances antioxydantes. Elles empêchent l'oxydation du cholestérol et la formation des plaques d'athérome qui finissent par boucher les artères. Enfin, le vin améliore la fluidité du sang en inhibant l'agrégation des plaquettes, ce qui contribue à empêcher la formation des caillots sanguins.
La dose généralement conseillée est de trois verres de bon vin rouge par jour. C'est, en tout cas, une dose à ne pas dépasser, faute de quoi les effets délétères de l'alcool prennent le pas sur ses effets bénéfiques.

> Enfin, l'alcool est très calorique. Il est donc prudent de s'en abstenir lorsqu'on est en excès de poids et lorsqu'on suit un régime amincissant.

EN DEUX MOTS

* L'alcool, consommé à fortes doses, est très nocif pour la santé.

* Cependant, le vin rouge exerce un effet protecteur sur le système cardio-vasculaire, à condition de ne pas dépasser trois verres par jour.

* Cela s'explique par sa richesse en substances antioxydantes : polyphénols, flavonoïdes et tanins.

Les habitants de l'île de Crète ont un taux de maladies cardio-vasculaires très bas. C'est dû à leur régime alimentaire, à base de tomates, de poisson, d'huile d'olive et de pain. Si bien que les nutritionnistes conseillent le « régime crétois » à leurs patients atteints d'hypercholestérolémie…

19 mettez-vous au régime crétois

Végétaux, ail, huile d'olive, céréales, poisson…

L'alimentation traditionnelle de la Crète ressemble à celle de tous les pays pauvres du pourtour méditerranéen. On y mange ce que l'on peut facilement se procurer sur place : du pain complet, des fruits et des légumes frais (particulièrement des tomates), de l'huile d'olive, de l'ail, du pourpier (une sorte de salade très riche en acides gras insaturés), un

POUR EN SAVOIR PLUS

> L'étude française la plus célèbre fut menée par le Dr Renaud et le Dr de Lorgeril, de l'Inserm de Lyon. Elle a porté sur six cents malades ayant eu un infarctus du myocarde. Ils furent séparés en deux groupes : l'un a suivi un régime pauvre en graisses saturées et supplémenté en acides gras insaturés ; l'autre a suivi un strict régime alimentaire calqué sur l'alimentation crétoise. Au bout de huit semaines, le nombre de malades ayant été à nouveau hospitalisé était inférieur de 76 % dans le groupe ayant suivi le régime crétois.

peu de fromage de chèvre, de volaille et de poisson. Ainsi qu'un peu de vin rouge. On retrouve dans cette alimentation tous les ingrédients d'une nourriture saine sur le plan cardio-vasculaire. L'huile d'olive, le pourpier et le poisson apportent les bons acides gras, alors que l'absence de viande, à l'exception de la volaille, limite naturellement l'apport en mauvais acides gras.

Ail et aromates

Les tomates sont au centre de l'alimentation végétale. Elles contiennent une substance antioxydante, le lycopène, qui participe à la protection vasculaire. L'ail a un effet positif sur la fonction cardiaque et sur l'état des vaisseaux (voir conseil 22). D'autres aromates, couramment cuisinés (cumin, aneth, fenouil, laurier, menthe, origan, romarin, sauge, thym...), accentuent son action.
Enfin, la base de la ration alimentaire est constituée de céréales peu raffinées, qui apportent de l'énergie, des fibres et de bons acides gras.
L'intérêt du régime crétois est autant dans ce qu'il ne contient pas que dans ce qu'il contient. Car les habitants de cette île ne consomment pas d'aliments industriels, de fromage gras, de pâtisserie, de charcuterie... Tout ce à quoi il nous faut résister dans une alimentation anti-cholestérol !

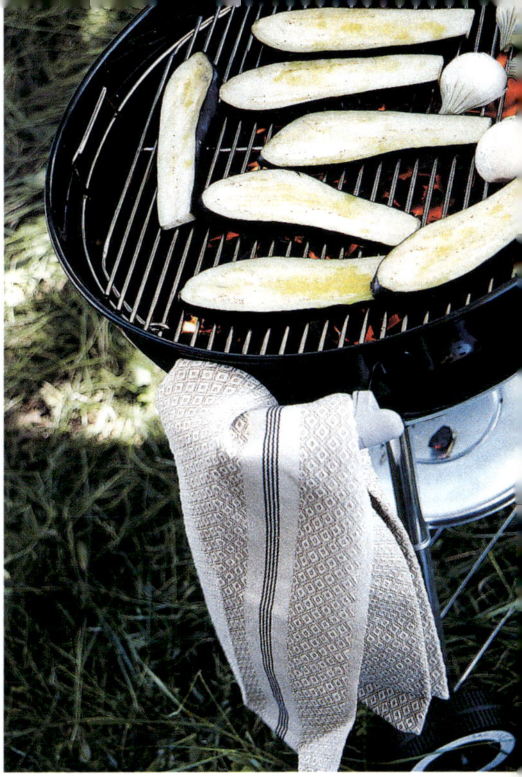

EN DEUX MOTS

* Le régime alimentaire des habitants de l'île de Crète est exemplaire d'une bonne alimentation anti-cholestérol.

* Plusieurs études hospitalières ont montré son effet bénéfique sur les problèmes cardio-vasculaires.

20 tenez un carnet alimentaire

Il n'est pas toujours facile de changer son alimentation. Pour y arriver, il faut d'abord être conscient de ce qu'on mange vraiment. La solution est simple : tenez un carnet alimentaire pendant une semaine. Surprises garanties !

D'abord, faire le point... Nous avons souvent une vision erronée de notre propre alimentation.
Or, pour la modifier, il faut d'abord savoir vraiment ce que l'on mange. La solution du carnet alimentaire est à la fois simple et efficace. Munissez-vous d'un petit cahier, dont vous partagerez les pages en deux colonnes. Sur la colonne de gauche, vous noterez scrupuleusement ce que vous mangez et à quelle heure. Sur la colonne de droite, vous noterez les événements de la journée (vos activités, vos émotions, vos fatigues...).

Émotions et grignotages : cela vous permettra de voir tous les moments où vous mangez des aliments déconseillés sans vraiment y penser. En même temps, vous pourrez éventuellement faire le lien entre ce qui se passe dans votre vie et vos moments de grignotage.

POUR EN SAVOIR PLUS

> Il faut modifier votre alimentation en profondeur. Car l'excès de cholestérol n'est pas un ennemi dont on se débarrasse avec quelques semaines de régime.
> Pour cela, mieux vaut apprendre à modifier vos goûts : apprécier de nouveaux plats, plus sains, qui remplaceront ceux que vous aimiez avant.

EN DEUX MOTS

* Avant de changer d'alimentation, faites le point sur ce que vous mangez.

* Ne vous privez pas le temps d'un régime, mais changez vraiment vos habitudes pour longtemps.

point de vue

je n'aimais pas le poisson !

« Jamais je n'avais fait attention à mon alimentation. Depuis mon enfance, je n'ai jamais aimé les légumes, les fruits... Et le poisson me faisait horreur. Je mangeais surtout des frites, des hot-dogs, des desserts gras et sucrés. Je me nourrissais à l'américaine, quoi ! Devenu adulte, cela n'a pas évolué. Lorsque je me suis marié, ma femme, qui surveillait sa ligne, a bien essayé de me pousser à manger plus sain. Mais ça n'a pas marché. Jusqu'au jour où un médecin m'a prescrit un bilan sanguin de contrôle. J'avais près de 3,6 g de cholestérol, et beaucoup de triglycérides. Je me suis affolé. J'avais l'impression que j'allais perdre tout plaisir de manger. Mais, pour la première fois, j'avais peur pour ma santé, alors j'ai décidé de faire un effort. J'ai bien voulu goûter à des choses que j'avais rejetées plus de trente ans auparavant, notamment le poisson. Surprise : j'ai découvert des saveurs étonnantes. Je me suis mis à aimer les légumes vapeur, les aromates, les poissons bien frais à peine grillés... Non seulement mon cholestérol a baissé, mais je prends encore plus de plaisir à table qu'avant ! »

21 »»

» **La nature a bien fait les choses.** Elle met à notre disposition de nombreux produits capables de nous aider à réguler naturellement notre taux de cholestérol sanguin.

»»» Certaines plantes, comme le ginkgo biloba ou l'ail, aident le sang à **se débarrasser des graisses inutiles** et améliorent la circulation sanguine. Les vitamines, les minéraux, l'homéopathie, le thé, les algues ou les produits de la ruche ont aussi un rôle à jouer.

»»»»» C'est à vous de puiser, **dans l'immense pharmacie naturelle,** ce qu'il vous faut en fonction de vos goûts et de vos habitudes.

40 CONSEILS

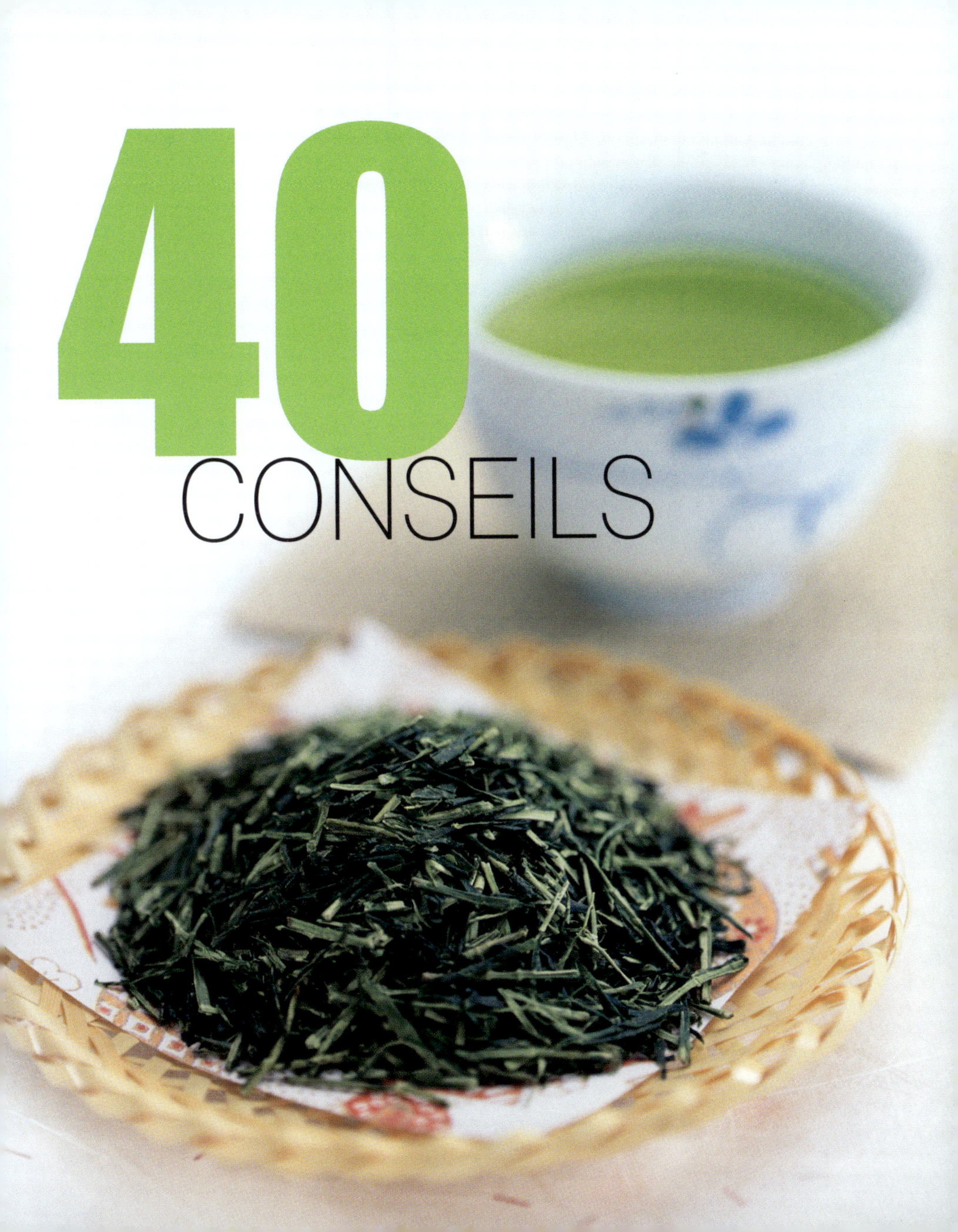

Certains poissons gras contiennent des acides gras essentiels rares et précieux. En plus du poisson que vous mangez au cours des repas, vous pouvez consommer des huiles de poisson en capsules. Ces compléments alimentaires font merveille contre l'excès de cholestérol.

21 mangez des huiles de poisson

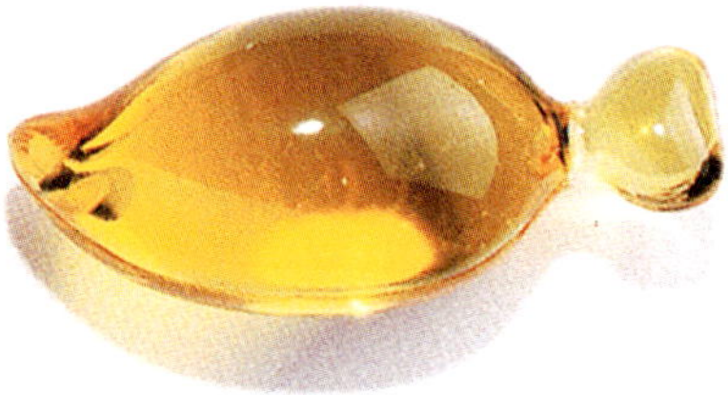

Les EPA et les DHA

L'EPA (acide eicosapentaénoïque) et le DHA (acide docosahéxaénoïque) sont des acides gras essentiels particulièrement rares et précieux. Ils sont présents en grande quantité dans les poissons très gras, qui parviennent à survivre, grâce à eux, dans les mers très froides du grand Nord. Ce sont eux qui protègent les artères des Inuits et des Japonais,

POUR EN SAVOIR PLUS

> Ces précieux acides gras essentiels agissent aussi à d'autres niveaux. Des études ont montré qu'ils aident à traiter des maladies comme les rhumatismes chroniques, le psoriasis, l'eczéma, l'hypertension artérielle, le diabète, la migraine…

> Cela s'explique par leur action globale sur les parois cellulaires et sur la régulation des fonctions organiques.

deux peuples à l'abri des maladies cardio-vasculaires.
Ces acides gras sont absorbés par les membranes cellulaires utilisés comme précurseurs de certaines substances bio-chimiques, comme les prostaglandines, pour réguler et contrôler les fonctions organiques. Leur action est particulièrement efficace sur le système cardio-vasculaire. On peut les utiliser de manière préventive ou de manière curative, selon l'importance du taux de cholestérol. On peut aussi les consommer en complément du traitement médicamenteux.

Le must : l'huile de saumon

L'un des poissons contenant le plus d'EPA et de DHA est le saumon. Cependant, les saumons d'élevage que l'on trouve couramment dans le commerce aujourd'hui en contiennent moins que les poissons sauvages, ayant grandi dans leur milieu naturel. Les poissons élevés dans une ambiance plus clémente n'ont pas besoin de fabriquer beaucoup d'EPA et de DHA pour se protéger du froid. Mieux vaut donc consommer de l'huile de saumon pour être sûr du résultat.
On trouve dans le commerce (rayons diététiques des grandes surfaces, boutiques de diététique ou parapharmacies) des huiles de poisson sous forme de gélules. Certaines sont mélangées, d'autres contiennent uniquement de l'huile de saumon. Leur taux en acides gras essentiels est garanti, notamment ceux de DHA et d'EPA.

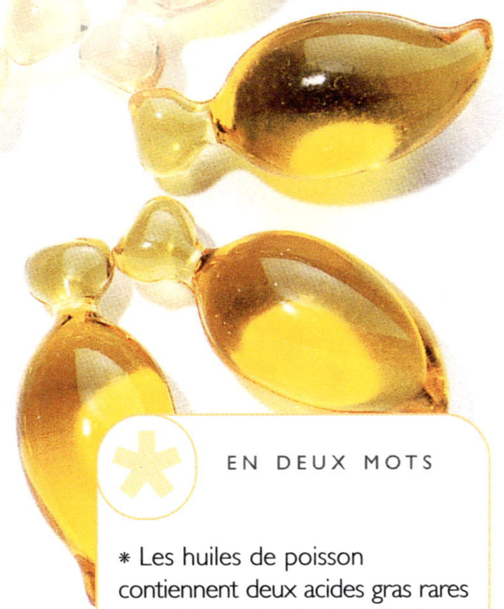

EN DEUX MOTS

* Les huiles de poisson contiennent deux acides gras rares et précieux : le DHA et l'EPA.

* On peut les consommer sous forme de gélules, comme des compléments alimentaires.

* On les trouve dans les boutiques de diététique, les parapharmacies et les rayons diététique des supermarchés.

22 mettez de l'ail dans vos plats

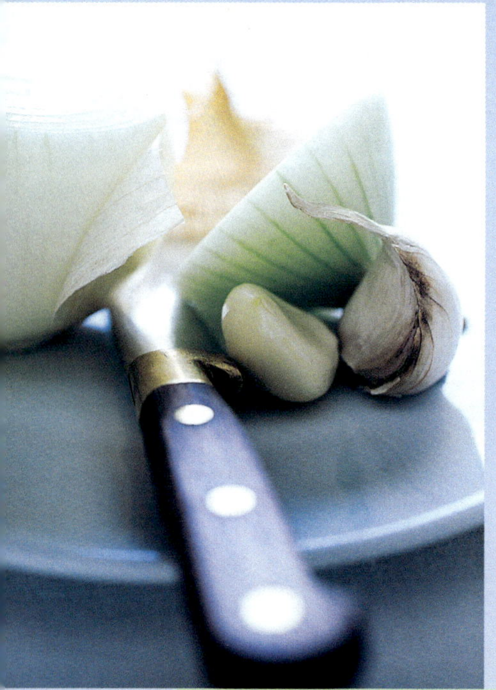

C'est l'aromate préféré des habitants du bassin méditerranéen. Associé à l'huile d'olive, avec laquelle il fait bon ménage, l'ail protège les artères, fait baisser le taux de cholestérol et empêche la formation des plaques d'athérome… Si vous l'aimez, consommez-le sans modération !

POUR EN SAVOIR PLUS

> Si vous possédez un jardin, vous pouvez cultiver votre ail.

> Vous serez ainsi certain d'avoir un ail de bonne qualité, sans engrais chimiques ni pesticides, plus riche en principes actifs thérapeutiques. Il se plante en automne (octobre-novembre).

La médecine populaire avait raison !

L'ail appartient à la même famille que l'oignon ou le poireau : celle des liliacées. C'est un aromate très utilisé en cuisine dans les pays méditerranéens. L'ail fait partie de la quasi-totalité des plats provençaux, italiens, espagnols, grecs…

C'est le bulbe de l'ail que l'on consomme, autant en cuisine qu'en thérapeutique. Depuis des siècles, la médecine populaire conseille son utilisation pour lutter contre les troubles cardio-vasculaires. On sait aujourd'hui qu'elle ne se trompait pas : la consommation régulière d'ail fait effectivement baisser le taux de lipides dans le sang et empêche la formation de caillots, qui risquent de boucher les artères. Il contribue à préserver la souplesse des parois artérielles, et fait baisser la pression sanguine.

Les victoires de l'allicine

Grande responsable de cette action : l'allicine. Cette substance empêche le sang de coaguler et les plaquettes sanguines de s'agréger. Elle rend ainsi moins nuisible le mauvais cholestérol. Par ailleurs, elle le fait directement baisser : une étude danoise a montré que 600 mg de poudre d'ail par jour suffisent pour faire baisser le taux de cholestérol total de 8 % tout en augmentant le taux de bon cholestérol au détriment du mauvais.

L'allicine est très volatile. Il faut donc éviter d'écraser l'ail, ou de le couper à l'avance. Mieux vaut le consommer cru, et le couper au moment de servir. Vous pouvez aussi avoir recours aux nombreux conditionnements existants : poudre, huile essentielle, extraits…

> Conservez pour cela les gousses extérieures du bulbe. Évitez la fumure. L'ail aime les terres légères, et craint autant l'humidité que le froid. On le récolte en juillet, puis on fait sécher les têtes à l'ombre.

EN DEUX MOTS

* L'ail contient une molécule active, l'allicine, qui lui confère son odeur forte.

* L'allicine a des effets anticoagulants, antiagrégants et hypotenseurs ; c'est un protecteur artériel…

* L'ail fait aussi directement baisser le taux de cholestérol.

23 faites confiance aux abeilles

La gelée royale est un vrai nectar. C'est elle qui nourrit la reine des abeilles. Ce concentré de nutriments essentiels est tonifiant et apaisant à la fois. Il fait aussi baisser le taux de cholestérol sanguin. Une cure s'impose !

Deux mille œufs par jour !

C'est une sorte de gelée blanchâtre sécrétée par les abeilles ouvrières entre le sixième et le douzième jour de leur existence. On l'a qualifiée de « royale » car c'est elle qui nourrit la reine des abeilles. Grâce à l'extraordinaire pouvoir nutritif de la gelée royale, une larve banale, semblable aux autres larves de la ruche, devient deux fois plus grande qu'une ouvrière, vit plusieurs années au

POUR EN SAVOIR PLUS

> La gelée royale est aussi un « antivieillissement » naturel. Elle possède des vertus antioxydantes importantes. Or, on sait que les radicaux libres participent à l'oxydation des plaques d'athéromes, accélérant leur formation (voir conseil 26).

> En freinant l'action des radicaux libres, la gelée royale protège donc l'organisme tout entier contre les effets de l'âge.

lieu d'un gros mois et pond jusqu'à deux mille œufs par jour pendant toute son existence.
La gelée royale contient une infinité de nutriments essentiels : des acides aminés, des vitamines, des oligoéléments, des substances antibiotiques, des acides gras essentiels… C'est avant tout un remède contre la fatigue physique et la fatigue nerveuse. Elle est donc très utile lorsqu'on doit suivre un régime alimentaire ou arrêter de fumer.

Trois semaines de cure

On sait aujourd'hui que son rôle dans un dispositif anti-cholestérol est plus précieux encore. Une étude menée à l'hôpital Saint Mary à New York (USA) a montré qu'une cure de gelée royale permet, au bout de trois semaines, de faire baisser significativement le taux de cholestérol sanguin. Son action sur la sphère cardiovasculaire s'explique notamment par sa richesse en vitamines B et en acétylcholine, un neuromédiateur responsable de la régulation du rythme cardiaque et de la dilatation des artères.
On trouve la gelée royale dans les boutiques de diététique, sous forme de petits pots, de gélules ou d'ampoules buvables. Elle se consomme en cures d'au moins trois semaines, à renouveler de quatre à six fois par an.

> Elle soulage les rhumatismes, améliore les défenses immunitaires, réduit l'émotivité, favorise la digestion et le sommeil…

EN DEUX MOTS

* La gelée royale est sécrétée par les abeilles ouvrières pour nourrir la reine.
* C'est un concentré de nutriments essentiels.
* Elle fait baisser le taux de cholestérol sanguin.
* C'est un antioxydant qui freine l'oxydation des plaques d'athérome, diminuant les risques d'accidents vasculaires.

24 au bouleau !

Ce grand arbre fin et élancé, au tronc argenté, contient des substances capables de décrasser les artères de ce qui les encombre. Il est très utile pour entretenir le réseau sanguin des personnes sujettes à des problèmes d'élimination. Il chasse l'urée, les toxines et... le cholestérol !

Les reins, le foie, la peau...

Betula alba est vraiment un arbre magnifique. Il pousse dans les régions fraîches d'Europe. En France, on le rencontre fréquemment au nord de la Loire. Son tronc est couvert d'une écorce argentée qui possède des propriétés digestives et dépuratives. Ses feuilles, fines et découpées, sont diurétiques. Ses fleurs, jaunes et disposées en chatons, également.
Le bouleau améliore le fonctionnement

POUR EN SAVOIR PLUS

> On extrait aussi du bouleau une huile essentielle. Elle est obtenue le plus souvent par distillation des bourgeons.

> Comme la plante elle-même, l'huile essentielle de bouleau est dépurative et drainante. Vous pouvez l'utiliser pour préparer des bains qui favorisent l'élimination.

des émonctoires, ainsi que l'on nomme les organes chargés de l'élimination des déchets : reins, foie, peau… Il accélère la production et l'évacuation de la bile, ce qui améliore la digestion. Il soutient l'activité des reins et augmente la production d'urine. Il augmente l'élimination par la transpiration.

Le grand éboueur de l'organisme

Tous ces éléments favorisent l'épuration globale de l'organisme. Après une cure de bouleau, le corps est nettoyé de l'intérieur. Le sang, chargé de transporter les déchets vers les émonctoires, se trouve donc moins encombré de toxines et… de cholestérol ! Même si le bouleau n'a pas une action directement hypolipidémiante, il participe ainsi à l'entretien du système cardio-vasculaire.
On peut préparer le bouleau en infusion (une poignée de jeunes feuilles pour 1 litre d'eau bouillante ; laissez infuser 10 minutes), en décoction (une poignée de bourgeons pour un gros bol d'eau froide ; faites bouillir 10 minutes, puis infuser autant) ou consommer du jus de bouleau (on trouve ce produit dans les magasins de diététique). Vous pouvez suivre une cure de trois semaines, deux ou trois fois par an.

> Versez vingt gouttes d'huile dans une cuillerée de lait pour améliorer la diffusion du corps gras dans l'eau, et versez le tout sous les robinets de la baignoire.

EN DEUX MOTS

* Le bouleau est diurétique, dépuratif et drainant.

* Il aide l'organisme à se débarrasser de ses déchets, y compris le cholestérol.

* On peut le consommer en infusion, en décoction ou en jus.

* On peut aussi préparer des bains chauds à l'huile essentielle de bouleau.

25 pour vous, mesdames, huile d'onagre et huile de bourrache

Les femmes sont moins sujettes que les hommes à l'excès de cholestérol. Mais après la ménopause, les hormones qui protègent leurs artères se font plus rares, et les risques cardio-vasculaires augmentent. Pour ralentir ce processus, deux huiles végétales s'imposent.

De la puberté à la ménopause

La vie féminine est rythmée par des cycles réguliers de la puberté à la ménopause. Ces cycles sont liés à la production d'hormones qui, au-delà de leur rôle dans la procréation, protègent le système cardio-vasculaire féminin. Les œstrogènes, notamment, augmentent naturellement le taux de bon cholestérol. C'est pour cette raison que vous êtes, mesdames, moins sujettes à l'excès de cholestérol que

POUR EN SAVOIR PLUS

> Ces huiles ont une action thérapeutique beaucoup plus large. Les études ont surtout porté sur l'huile d'onagre. Elles montrent :

- qu'elle fait baisser la tension artérielle ;
- qu'elle soigne l'asthme et l'allergie ;
- qu'elle renforce la peau, les ongles et les cheveux ;
- qu'elle aide à perdre du poids dans les cas d'obésité avérée ;
- qu'elle régularise l'humeur.

> D'autres études sont en cours pour vérifier son impact sur la sclérose en plaque, le développement de certains cancers, et même l'alcoolisme.

les hommes, du moins jusqu'à la ménopause. Mais lorsque la production d'œstrogènes s'est tarie, le taux de mauvais cholestérol a tendance à remonter, faisant surgir des risques coronariens. Il en est de même chez les femmes ayant subi une hystérectomie précoce. Les huiles de deux plantes, l'onagre et la bourrache, font merveille pour accompagner en douceur la ménopause et atténuer les effets négatifs du tarissement hormonal sur le système cardio-vasculaire.

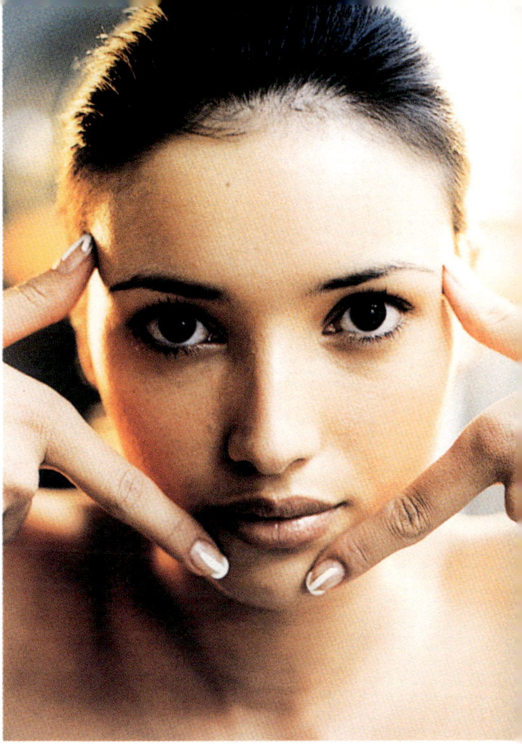

La fleur et la plante

L'onagre est une fleur jaune ou blanche, dont les graines donnent une huile utilisée dans les soins de beauté. La bourrache est une plante courante, classée en médecine populaire comme dépurative et sudorifique. Ses graines donnent aussi une huile fine, employée pour entretenir la peau. Des études ont montré que ces deux huiles, consommées en gélules, font baisser le taux de cholestérol chez les femmes : jusqu'à 18 % après douze semaines de traitement à raison de huit gélules par jour. L'huile d'onagre et l'huile de bourrache contiennent notamment de l'acide gammalinoléique, un « super » acide gras essentiel utilisé par l'organisme pour fabriquer certaines prostaglandines indispensables à la vie féminine.

EN DEUX MOTS

* Après la ménopause, le tarissement de la production d'œstrogènes accentue le risque cardio-vasculaire chez les femmes.

* L'huile d'onagre et l'huile de bourrache, consommées en gélules, permettent de faire baisser le taux de cholestérol des femmes ménopausées jusqu'à 18 %.

26

Le risque cardio-vasculaire n'est pas dû seulement au cholestérol lui-même. Il est renforcé par l'oxydation des plaques d'athérome sous l'effet des radicaux libres. Pour éviter les accidents, il faut donc se protéger de ces petites bombes responsables du vieillissement de l'organisme.

abusez des antioxydants

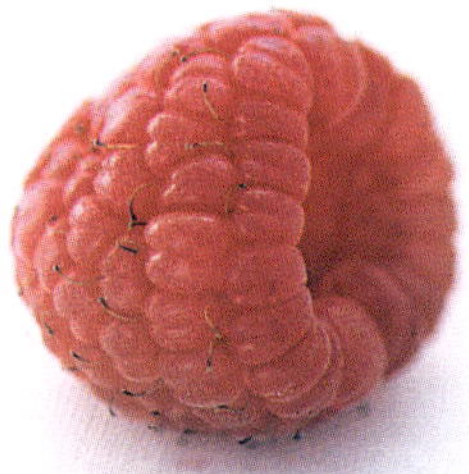

Nous avons l'âge de nos artères

Les radicaux libres sont des particules folles, produites par nos cellules à partir de l'oxygène, indispensable à la vie. Plus nous avançons en âge, plus nous produisons de radicaux libres. Leur durée de vie est très courte, mais suffisante pour leur permettre de faire d'importants dégâts. Ils s'attaquent aux parois et aux noyaux cellulaires, qu'ils endommagent. Au passage, ils accélèrent l'oxydation

POUR EN SAVOIR PLUS

> Il existe aussi un étonnant paravent naturel contre les radicaux libres : les polyphénols. Ces substances sont concentrées dans l'enveloppe qui entoure les pépins de raisin. Les polyphénols sont beaucoup plus efficaces que les vitamines antioxydantes, mais bien plus difficiles à trouver dans l'alimentation.

> Il faudrait en effet mâcher longuement les pépins de raisin pour que l'organisme parvienne à en extraire ces précieuses substances. Notre seule solution naturelle : le vin rouge. Car les polyphénols se retrouvent en quantité dans le vin rouge de bonne qualité.

des substances lipidiques qu'ils rencontrent, particulièrement celle du cholestérol entassé dans nos artères. Les amas deviennent plus rigides, les parois artérielles moins souples. Avec le temps, la plaque d'athérome finit par boucher complètement l'artère rigidifiée, et c'est l'accident.

Pour l'éviter, il faut certes adopter une hygiène de vie capable de faire baisser le taux de cholestérol sanguin, mais aussi déployer des boucliers de protection contre ces radicaux libres.

Des vitamines A, C et E, et du sélénium

Nous disposons d'armes pour nous en protéger. D'abord les vitamines A, C et E, ainsi que certains minéraux, comme le sélénium. Il faut donc adopter une alimentation suffisamment saine et équilibrée, apportant de la provitamine A sous forme de bêta-carotène (fruits et légumes de couleur orangée), de la vitamine E (huile de noisette, germes de blé, fruits secs...) et de la vitamine C (acérola, kiwi, agrumes...). Le sélénium, lui, se trouve dans les céréales complètes, la levure de bière, l'ail, l'oignon... Vous pouvez aussi faire de temps en temps une cure de vitamines et de sélénium pour éviter les carences.

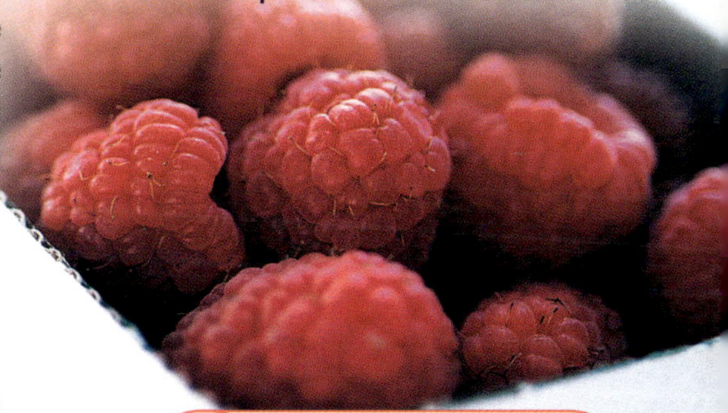

> **Mais attention : consommez-le avec modération. Pas plus de trois verres par jour ! On trouve aussi des polyphénols sous forme de compléments alimentaires, conditionnés en gélules.**

*

EN DEUX MOTS

* Les radicaux libres sont des particules folles produites par l'organisme et responsables du vieillissement.
* Ils sont notamment responsables de l'oxydation des dépôts de cholestérol, et rendent rigides les artères.
* Pour s'en protéger, il faut adopter une alimentation suffisamment riche en vitamines A, C, E ainsi qu'en sélénium.

27 privilégiez les vitamines du groupe B

Parmi les vitamines qui participent à la régulation du taux de cholestérol, celles du groupe B sont les plus importantes. Tout particulièrement la vitamine B3, mais aussi la vitamine B15, l'inositol et la choline.

B3 : 2 g par jour, 20 % de cholestérol en moins. On l'appelle aussi « acide nicotinique », bien qu'il n'ait rien à voir avec la nicotine contenue dans les cigarettes. Cette vitamine B3 est l'une des substances indispensables à intégrer dans n'importe quel programme de lutte contre le cholestérol : 2 g de vitamine B3 par jour suffiraient à faire baisser naturellement le cholestérol total de 20 %, ainsi que les triglycérides.

Complémentation conseillée : on trouve de la vitamine B3 dans le germe de blé, la levure de bière, le pain complet, les viandes blanches, le poisson, les dattes, les figues, les avocats... Ces apports suffisent en général à couvrir les besoins quotidiens, de l'ordre de 20 mg. Mais chez les patients atteints d'hypercholestérolémie, l'alimentation ne permet pas d'atteindre les 2 g quotidiens recommandés. Il faut donc avoir recours à des compléments alimentaires, à consommer de préférence pendant les repas.

POUR EN SAVOIR PLUS

> La vitamine B15 prévient l'accumulation des graisses dans le foie et dans le sang. Deux substances cousines des vitamines du groupe B : l'inositol et la choline empêchent les graisses de s'accumuler dans l'organisme.

EN DEUX MOTS

* La vitamine B3 joue un rôle essentiel dans la régulation du cholestérol.

* Il faut la prendre en quantité suffisante : au moins 2 g par jour.

28 améliorez votre transit

Le transit est un des éléments à surveiller lorsqu'on est sujet à l'excès de cholestérol. Une paresse intestinale accentue la réabsorption des sels biliaires, lesquels favorisent la synthèse du cholestérol.

Le circuit incessant des sels biliaires : la constipation chronique a bien des effets néfastes. Parmi eux, l'entretien d'un taux de cholestérol élevé. Au cours de son cycle de formation et de recyclage du cholestérol, le foie fabrique des sels biliaires, qui se rendent directement dans l'intestin pour participer à l'élimination des graisses alimentaires. Mais, lorsqu'ils ont servi, ces sels biliaires reprennent le même chemin pour retourner vers le foie, où ils participent à la formation d'un nouveau chargement de cholestérol. La constipation chronique augmente la réabsorption des sels biliaires au niveau intestinal, et donc la synthèse de cholestérol par le foie.

Fibres, plantes et exercice physique : pour éviter ces risques supplémentaires, il faut veiller à adopter une bonne hygiène de vie : manger des fibres, faire de l'exercice , boire suffisamment d'eau…

POUR EN SAVOIR PLUS

> La bourdaine est une plante qui aide à lutter, en douceur, contre les constipations tenaces. À l'inverse des laxatifs chimiques, qui enflamment les parois intestinales, elle n'est pas irritante. Commencez par des petites doses et augmentez si nécessaire.

EN DEUX MOTS

* La constipation accentue la réabsorption intestinale des sels biliaires, ce qui augmente la synthèse du cholestérol.
* Pour améliorer votre transit, pensez à la mauve, aux graines de lin, à la bourdaine.

29 des minéraux, encore des minéraux...

De nombreux minéraux participent à la régulation du taux de cholestérol. Les principaux sont le magnésium, le chrome et le zinc. Une alimentation saine ne suffit pas toujours à couvrir nos besoins. Une complémentation peut parfois s'avérer nécessaire.

Le magnésium, premier au palmarès

Les médecins ont l'habitude de prescrire du magnésium aux malades atteints de pathologies cardiaques pour régulariser leur humeur et abaisser leur niveau de stress, car ce minéral est essentiel au trajet des impulsions nerveuses dans le système nerveux et dans le cerveau. C'est ainsi qu'ils se sont aperçus que leurs patients, en plus d'être plus calmes et plus sereins, avaient moins de choles-

POUR EN SAVOIR PLUS

> Pensez à la coenzyme Q 10. Une coenzyme est une substance dont la présence est indispensable au bon déroulement de certaines réactions biochimiques.

> La coenzyme Q 10 ralentit l'oxydation du cholestérol accumulé dans les artères et fait baisser le taux de mauvais cholestérol.

térol. Une étude a montré qu'une complémentation en magnésium suffisait à faire baisser le taux de cholestérol sanguin de 10 à 15 %. Nous sommes presque tous carencés en magnésium, puisqu'une alimentation équilibrée ne peut nous apporter qu'environ la moitié de ce qui nous est nécessaire. Vous ne risquez donc rien à faire, au moins trois fois par an, une cure de magnésium de quatre semaines. Il est généralement conseillé de le prendre avec du calcium (deux fois plus de calcium que de magnésium), car ces deux minéraux marchent main dans la main.

Chrome et zinc…

Le chrome a des effets similaires. Deux études ont étudié l'effet d'une association chrome-vitamine B3 sur des patients atteints d'hypercholestérolémie, l'une avec des dosages quatre fois supérieurs à l'autre. Dans les deux cas, les patients ont vu leur taux de cholestérol baisser, ceux qui prenaient les doses les plus importantes plus encore que les autres.

Le zinc, enfin, réduit le risque d'athérosclérose. Hélas, on le trouve dans les aliments très riches en cholestérol : jaune d'œuf, coquillages… Il vaut donc mieux avoir recours à une complémentation raisonnable (15 mg par jour). Il faut prendre le zinc loin des repas, car certains aliments inhibent son absorption (céréales complètes, germes de soja…).

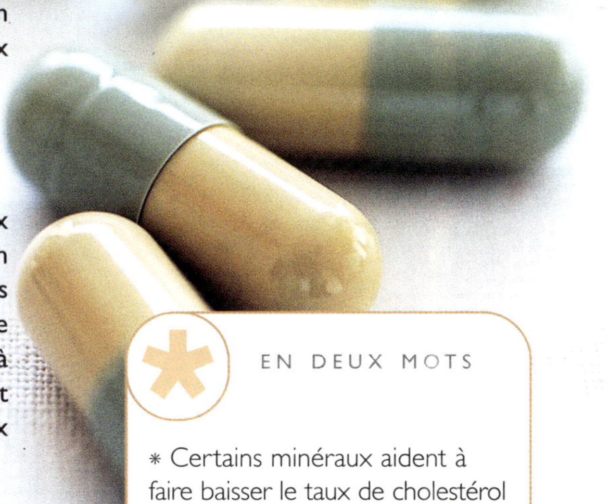

> **Elle est présente notamment dans les cellules cardiaques, où elle participe au bon fonctionnement de notre métronome vital.**

EN DEUX MOTS

* Certains minéraux aident à faire baisser le taux de cholestérol et à protéger les artères : le magnésium, le chrome, le zinc…

* Nous sommes tous carencés en magnésium, le chrome alimentaire est rare et le zinc se trouve surtout dans les aliments riches en cholestérol. Il faut donc penser à se supplémenter.

30 pensez à l'homéopathie

L'homéopathie est une médecine de terrain, qui permet de corriger en douceur les défauts de notre fonctionnement biologique. L'excès de cholestérol vient d'un déséquilibre du terrain. Un traitement homéopathique bien choisi peut donc contribuer à freiner sa production par l'organisme.

Des messages de guérison

Pour un médecin homéopathe, chaque patient constitue un cas à part. Nous ne sommes pas tous égaux devant les risques de la vie, y compris le cholestérol. La médecine homéopathique répond à une logique tout à fait différente de celle de la médecine classique : là où les médicaments allopathiques prennent le relais de l'organisme déficient et agissent à sa place, un peu comme une prothèse rem-

POUR EN SAVOIR PLUS

> Samuel Hahnemann mit au point l'homéopathie à la fin du XVIIIe siècle. Celle-ci repose sur trois principes : la similitude, l'infinitésimal et l'individualisation. On pourrait les résumer ainsi : une substance soigne, à dose infinitésimale, les troubles qu'elle provoque à dose pondérable.

> Éplucher des oignons fait pleurer et couler le nez. La dilution homéopathique d'oignon, ALLIUM CEPA, soigne les rhumes qui se manifestent par un nez qui coule clair comme de l'eau et des yeux larmoyants.

place un membre abîmé, les médicaments homéopathiques délivrent à l'organisme des messages capables de l'aider à réagir lui-même dans le sens de la guérison. C'est là aussi la limite de cette médecine : elle ne peut pas agir lorsque les fonctions organiques sont trop atteintes, voire absentes (lésion grave, ablation d'un organe…).

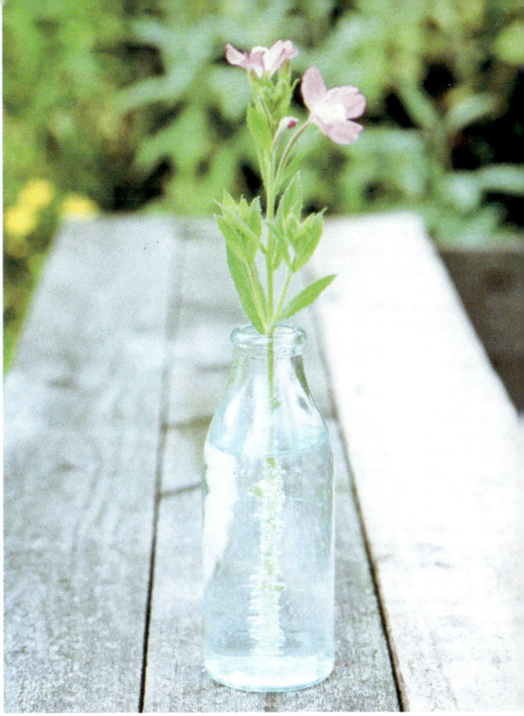

Corriger les déséquilibres en douceur

En ce qui concerne le cholestérol, les médicaments homéopathiques agissent donc en incitant l'organisme à en fabriquer moins et à mieux l'éliminer pour éviter la formation des plaques d'athérome. Cette action peut se situer à différents niveaux, selon le terrain du patient. C'est pour cette raison que l'homéopathie prend en compte notre façon de fonctionner, aussi bien sur le plan physique que sur les plans psychique et émotionnel.

C'est en fonction de ces nombreux critères que le médecin choisit le médicament le mieux adapté au terrain de son patient, celui qui saura corriger en douceur ses déséquilibres.

EN DEUX MOTS

* L'homéopathie permet de corriger les déséquilibres de terrain.

* Un traitement homéopathique bien adapté permet d'inciter l'organisme à fabriquer moins de cholestérol et à mieux l'éliminer.

* L'homéopathie répond à trois principes de base : similitude, infinitésimal et individualisation.

31

à quel type ressemblez-vous ?

De grands portraits homéopathiques permettent au médecin de mieux cerner votre terrain. Voici quelques exemples, dans lesquels vous vous reconnaîtrez peut-être… Mais seul un médecin homéopathe bien formé peut prendre en charge sérieusement une hypercholestérolémie.

Nux vomica, le champion de l'excès de cholestérol

Le sujet de type Nux vomica est un vrai sanguin ! Il est coléreux, impulsif, il a le teint rougeoyant et les montées d'adrénaline impressionnantes. Il aime prendre le commandement des opérations, au point d'être souvent un chef de famille tyrannique, qui ne supporte pas la moindre contradiction. Il adore la bonne chère et les repas bien arrosés. Au réveil, il a sou-

POUR EN SAVOIR PLUS

> Ces types homéopathiques ont été élaborés au fur et à mesure de l'expérimentation homéopathique. Ils concentrent l'ensemble des traits physiques, psychiques et émotionnels susceptibles d'être corrigés et améliorés par la dilution homéopathique correspondante.

> D'autres types sont des candidats potentiels à l'hypercholestérolémie : Sepia, Sulfur…

> Un médicament homéopathique est également couramment prescrit pour faire baisser le taux de triglycérides : colchicum automnale 6DH.

vent la tête lourde des excès de la veille. Cela ne l'empêche pas de reprendre rapidement les rênes de son existence, qu'il considère comme un combat permanent contre l'adversité. Il a même parfois des accès de paranoïa, et soupçonne la terre entière de lui vouloir du mal. Il boit un petit coup pour se calmer, ce qui augmente encore sa fragilité psychique et émotionnelle. Tout ça en fait un candidat exceptionnel à l'excès de cholestérol, généralement associé chez lui à une hypertension latente.

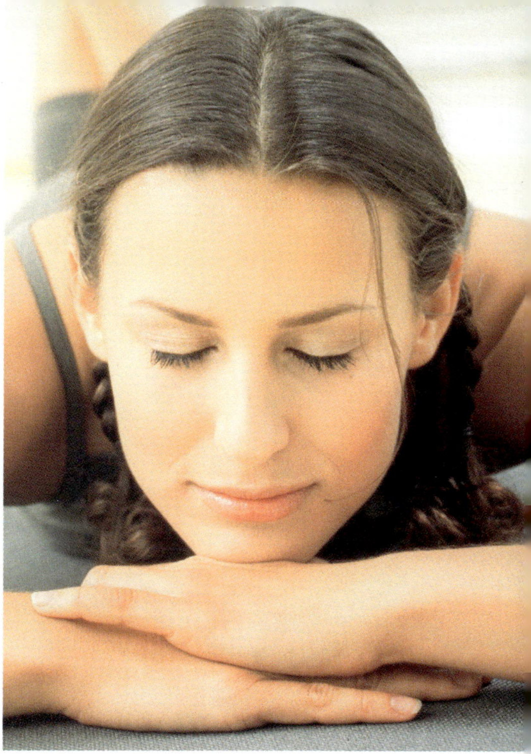

Lycopodium, un numéro 2 qui tient bien son rang

Le patient de type Lycopodium clavatum est aussi un autoritaire doté d'une forte personnalité, mais il est beaucoup moins impulsif et coléreux que le précédent. Il est très exigeant avec lui-même comme avec les autres. Il cherche à tout contrôler, mais il sait parfaitement aller à l'essentiel. C'est un indépendant, qui a d'éternels problèmes digestifs. En fin d'après-midi, son estomac est encore encombré par le repas de midi. Lorsqu'il est fatigué ou tendu, un petit morceau de sucre le calme. Son cholestérol est élevé, malgré une alimentation plutôt saine.

EN DEUX MOTS

* Les portraits homéopathiques concentrent l'ensemble des traits physiques et psychiques susceptibles d'être corrigés par un médicament homéopathique.

* Les types Nux vomica et Lycopodium, par exemple, sont de bons candidats à l'excès de cholestérol.

32 essayez les algues

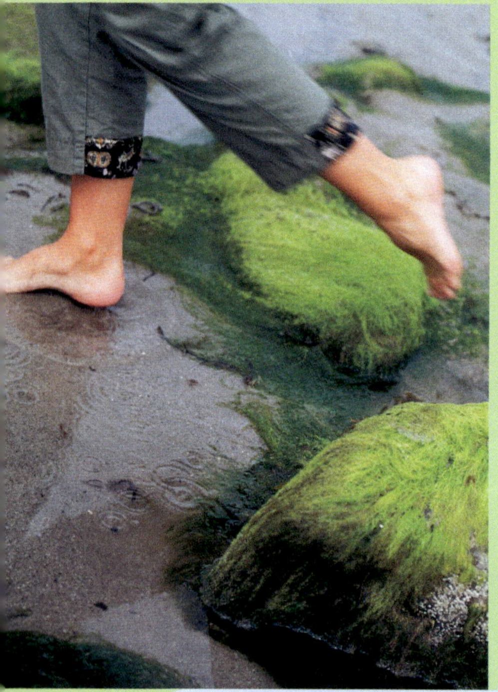

Elles sont beaucoup plus anciennes que les humains. Ce sont aussi des organismes bien plus archaïques. Cependant, elles peuvent nous aider à nous maintenir en bonne santé. Certaines algues favorisent la régulation du cholestérol, d'autres aident l'intestin à éliminer les sels biliaires…

POUR EN SAVOIR PLUS

> L'agar-agar est une algue marine que l'on consomme séchée. Elle exerce une action directe sur le transit intestinal grâce à sa forte teneur en mucilages.

> Elle accélère le transit et diminue la réabsorption des sels biliaires, diminuant d'autant la synthèse hépatique du cholestérol.

Les filles de la mer et du soleil

Les algues peuplent les mers et les océans depuis trois milliards d'années. Elles furent les premiers organismes vivants sur notre planète. Depuis, elles ont évolué et se sont diversifiées. On en connaît actuellement plus de vingt-cinq mille espèces. Certaines sont brunes, d'autres rouges ou bleues. Certaines sont microscopiques, alors que d'autres mesurent plusieurs mètres. Toutes filtrent en permanence l'eau de mer et retiennent dans leurs tissus toute la richesse organique et nutritionnelle de ce milieu liquide, concentrée jusqu'à cinq mille fois !

De nombreuses algues possèdent des effets hypocholestérolémiants : *Laminaria, Chondrus, Corallina, Cystoseria*... On les trouve dans les pharmacies, les parapharmacies et les boutiques de diététique, conditionnées sous forme de gélules ou d'extrait liquide en ampoules.

Merveilleuse spiruline

La spiruline est un cas à part. Cette algue bleue microscopique constitue depuis des millénaires la base alimentaire de certains peuples d'Afrique. La spiruline est un concentré exceptionnel de protéines, de minéraux, de vitamines... Elle contient aussi des quantités exceptionnelles d'acide gamma-linoléique ce qui la rend intéressante dans le cadre de la lutte contre le cholestérol. Mais elle a bien d'autres vertus : elle renforce les défenses immunitaires, elle protège du vieillissement cellulaire...

La spiruline se consomme sous forme de gélules, en cure d'un mois à renouveler au moins deux ou trois fois par an.

> Douze algues seulement sont autorisées à la consommation en France, dont le wakame, que l'on peut consommer en salade ou en papillote, et le nori, exceptionnellement riche en protéines de bonne qualité.

EN DEUX MOTS

* Les algues furent les premiers organismes vivant sur terre.

* Certaines sont directement hypocholestérolémiantes.

* Essayez surtout la laminaire, le chondrus, la spiruline, l'agar-agar...

33 connaissez-vous l'aubier de tilleul ?

Le tilleul est grand et majestueux. En été, ses étranges petits bouquets de fleurs embaument. En phytothérapie, on consomme ses fleurs, ses feuilles et son aubier. C'est ce dernier qui fait baisser le taux de cholestérol sanguin.

Juste sous l'écorce de l'arbre

Le tilleul est très utilisé en phytothérapie, depuis des siècles, pour lutter contre les spasmes, la nervosité, les insomnies… C'est un élément de base de notre pharmacopée traditionnelle.
L'aubier est la partie la plus tendre du tronc de l'arbre, la couche située juste sous l'écorce. On le récolte sur une espèce particulière de tilleul, *Tilia sylvestris*. Dès le XVIIIe siècle, certains médecins le

POUR EN SAVOIR PLUS

> L'aubier de tilleul contient une foule de substances capables de nous faire du bien, dont certaines très utiles pour faire baisser le taux de cholestérol sanguin :

- **du bêta-carotène ;**
- **de la vitamine C et des vitamines du groupe B ;**
- **des sels minéraux ;**
- **des oligoéléments ;**
- **des acides gras essentiels ;**
- **des stérols végétaux.**

prescrivaient pour soigner la goutte, les coliques néphrétiques ou hépatiques, tout ce qu'à l'époque on appelait les maladies de pléthore, c'est-à-dire consécutives à un excès de bonne chère.

Un sang plus fluide, des artères plus propres

Aujourd'hui, on en sait un peu plus sur les vertus réelles de l'aubier de tilleul. Il exerce une action dépurative globale et nettoie les artères des dépôts indésirables. Il fluidifie le sang et améliore sa circulation dans les artères. Au passage, il a donc aussi une action sur l'hypertension artérielle. On peut consommer l'aubier de tilleul de diverses façons. En décoction par exemple (25 g d'aubier découpé en petits morceaux pour un demi-litre d'eau froide ; faites bouillir 3 minutes, puis laissez refroidir avant de filtrer). Vous pouvez boire jusqu'à un litre par jour de cette préparation froide. Vous pouvez aussi trouver de l'aubier de tilleul sous forme de gélules ou d'extrait liquide en ampoules.

Il existe deux aubiers de tilleul différents : l'aubier blanc et l'aubier rouge. Le premier n'est pas thérapeutique, c'est donc l'aubier rouge qui est prescrit par les phytothérapeutes. Il vaut mieux l'acheter massicoté, c'est-à-dire grossièrement haché, afin qu'il dégage le maximum de principes actifs.

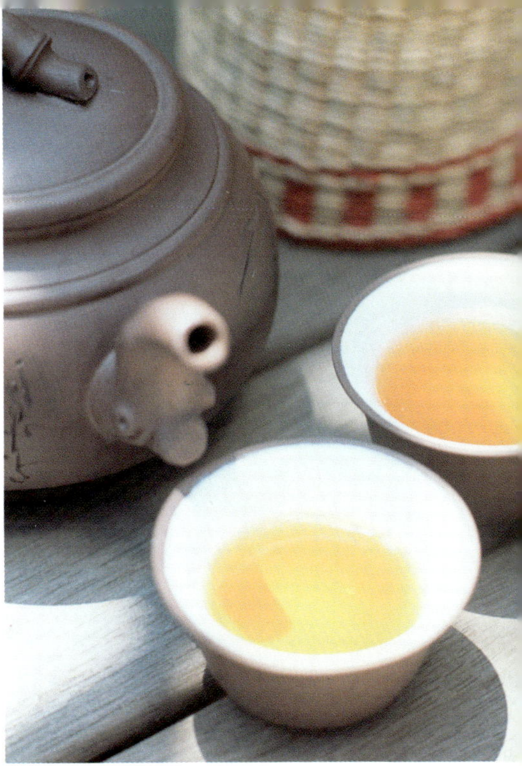

EN DEUX MOTS

* L'aubier est la partie tendre du tronc, située juste sous l'écorce.
* L'aubier de tilleul nettoie les artères des dépôts qui les encombrent et fluidifie le sang.
* On peut le consommer en décoction, en gélules ou en ampoules.

34 buvez du thé

C'est la boisson la plus consommée dans le monde ! Elle en a même perdu son image thérapeutique. Pourtant, cette variété de camélia est une plante médicinale, utilisée depuis des millénaires pour ses nombreuses vertus. On sait aujourd'hui qu'elle est antitumorale et... hypolipidémiante !

Le thé protège les parois des vaisseaux

Avant tout, le thé est une plante diurétique et dépurative. Un petit coup de nettoyage dans nos artères ne faisant jamais de mal, cela serait suffisant pour le conseiller en cas d'excès de cholestérol. Mais ses bienfaits ne s'arrêtent pas là. Une étude hollandaise, effectuée sur plus de cinq cents patients suivis pendant quinze ans, a montré que la consommation

●●● POUR EN SAVOIR PLUS

> L'histoire raconte qu'en 2737 avant notre ère un empereur chinois, Chen Nung, avait l'habitude de boire chaque soir un bol d'eau bouillante pour entretenir sa santé. Un jour qu'il se reposait sous un arbre, une feuille s'en détacha et vint se poser dans son bol.

> Ainsi naquit le premier *five o'clock* tea ! Depuis, le thé a fait le tour du monde, puisqu'on le consomme aussi bien dans la froide Angleterre que dans la fournaise du désert saharien.

régulière de thé renforce les parois des vaisseaux et protège des risques cardio-vasculaires. Cette action est probablement due à sa teneur en flavonoïdes et en vitamine B3.
Une consommation régulière de thé permet également de faire baisser le taux de cholestérol sanguin dans des proportions non négligeables, grâce à la présence de nombreux tanins.

Thé vert ou thé noir ?

Qu'il soit vert ou noir, le thé est toujours préparé à partir des feuilles de *Camelia sinensis*. Le thé vert est séché à peine ramassé, alors que le thé noir est d'abord roulé afin de casser les fines nervures des feuilles, ce qui libère des substances oxydantes. On les laisse alors macérer ainsi quelques jours avant de les faire sécher.
Les vertus du thé noir et du thé vert sont proches, mais pas identiques puisque le procédé de fabrication entraîne la présence dans la plante de principes actifs différemment dosés. Ainsi, le thé noir, plus riche en flavonoïdes, est plus efficace pour la protection cardio-vasculaire, alors que le thé vert, qui contient plus de tanins, est plus actif sur le taux de cholestérol.

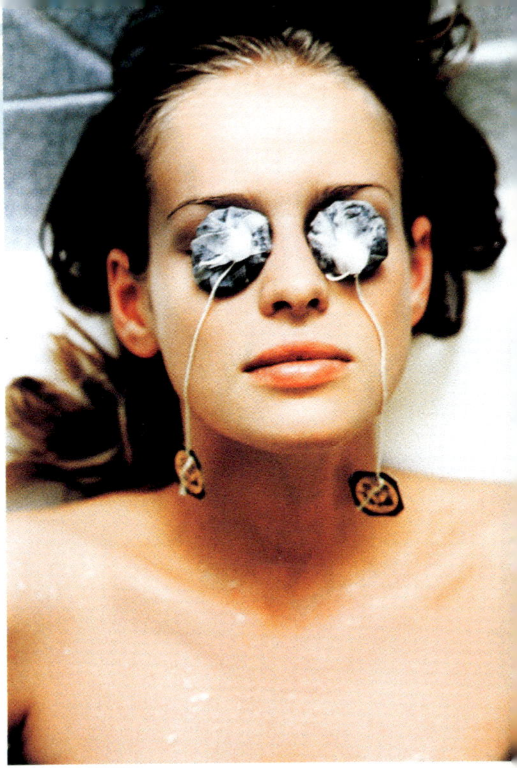

EN DEUX MOTS

* Le thé contient des tanins, des flavonoïdes et de la vitamine B3.

* Il protège les parois des vaisseaux et fait baisser le taux de cholestérol.

* Le thé noir est plus actif sur les vaisseaux, et le thé vert sur le cholestérol lui-même.

35 dites non au café

Ce n'est pas forcément le poison que certains soupçonnent. Cependant le café, même s'il n'est pas totalement dépourvu d'intérêt nutritionnel, n'est pas conseillé aux personnes sujettes à l'excès de cholestérol.

Hausses de tension artérielle et palpitations : le café, comme son nom l'indique, est très riche en caféine. Cette substance est responsable en grande partie de son action excitante. Le café agit sur le système nerveux et sur le système cardio-vasculaire de façon spectaculaire. Hélas, cette action n'améliore pas l'état des artères encombrées de cholestérol. Le café, en effet, accélère le rythme cardiaque et diminue le calibre des artères, ce qui entrave la circulation sanguine. Il peut provoquer des hausses de tension non négligeables et des palpitations.

Arabica ou robusta ? Buvez surtout de l'arabica, moins riche en caféine que le robusta. Contentez-vous de deux tasses par jour.
Évitez surtout la petite tasse de café de l'après-midi, celle qui est censée vous donner un « coup de fouet ». Car si cet effet tonique est avéré, il est rapidement suivi d'une baisse de tonus qui pousse à renouveler l'opération.

POUR EN SAVOIR PLUS

> C'est au Yémen, au VIe siècle, qu'est né le café. Sept cents ans plus tard, le premier établissement proposant cette boisson à ses clients ouvrit ses portes à La Mecque.

> Aujourd'hui, les plus gros consommateurs sont les habitants des pays scandinaves.

EN DEUX MOTS

* Le café provoque une accélération du rythme cardiaque et un rétrécissement des artères.

* Limitez votre consommation à deux tasses par jour.

36 aidez votre foie

La synthèse du cholestérol se produit principalement dans le foie. C'est le résultat d'opérations complexes, faisant intervenir l'intestin et certaines glandes. C'est le moment d'aider cet organe à bien fonctionner.

Il fabrique, filtre, stocke... Même si l'on ne mesure pas exactement l'impact de l'état du foie sur la production de cholestérol, il y a fort à parier que l'on a tout à gagner à le maintenir en bon état. Car cet organe est une véritable usine chimique chargée, outre la fabrication du cholestérol, de nombreuses opérations vitales, dont le filtrage des déchets sanguins, le stockage des sucres et la production des globules rouges.

Artichaut et boldo : bien des plantes ont une action directe sur la sphère hépatique. D'abord l'artichaut : les tisanes de feuilles d'artichaut (et non pas la fleur) facilitent la production et l'évacuation de la bile. L'artichaut a aussi une action légèrement hypolipidémiante et hypotensive.
Pensez à la star des plantes digestives : la boldo. Elle contient un principe actif, la boldine, qui améliore le fonctionnement hépatique global.

POUR EN SAVOIR PLUS

> Lorsque c'est la saison, vous pouvez aussi vous préparer des salades de pissenlit et de radis noir, deux plats qui drainent les toxines accumulées dans le foie et facilitent leur évacuation.

EN DEUX MOTS

* Le foie, qui est chargé de la synthèse du cholestérol, a bien d'autres tâches vitales.

* Pour l'aider à bien fonctionner, pensez à l'artichaut, à la boldo, au radis noir et au pissenlit.

37 dopez-vous au ginseng

En Occident, on consomme surtout cette plante pour ses vertus tonifiantes. Or, elle a d'autres effets. Elle fait baisser le taux de cholestérol et régule la tension artérielle. Une cure de ginseng de temps en temps est un élément indispensable de votre panoplie anti-cholestérol.

La racine de longue vie

Les Chinois l'appellent la « racine de longue vie ». Ils connaissent bien les nombreux effets de cette plante, dont on utilise la racine en phytothérapie. De très nombreuses études scientifiques ont confirmé ses multiples actions. Elles ont aussi permis de lever le voile sur sa composition. Le ginseng contient notamment des glucosides saponiques, qui améliorent l'activité des glandes endo-

POUR EN SAVOIR PLUS

> Le ginseng est aussi une formidable plante anti-stress.

> Or le stress a un impact négatif, à la fois sur la production de mauvais cholestérol et sur le risque d'accident vasculaire.

crines et stimulent la circulation sanguine, et des vitamines du groupe B, dont la vitamine B3, ainsi que de nombreux minéraux.

Le ginseng augmente la dilatation des artères, notamment celle des coronaires. Un élément important pour les personnes ayant les artères encombrées par des plaques d'athérome. Il ralentit le processus d'agrégation des plaquettes sanguines et régule la tension artérielle.

Plus de HDL, moins de LDL

En ce qui concerne le cholestérol, trois études cliniques ont confirmé que la prise régulière de ginseng fait baisser son taux sanguin. Principal responsable, le ginsénoside Rb1. Cette substance exerce une influence directe à la fois sur la production de cholestérol par le foie et sur son utilisation par les cellules.

L'étude japonaise menée par le Dr Ikehara a également montré que le ginseng agit directement sur les lipoprotéines que le cholestérol utilise comme véhicules, la LDL et la HDL. Il stimule la formation des secondes, et accélère la dégradation des premières.

Tous les ginsengs ne se valent pas. La qualité de leurs principes actifs dépend de la variété et de l'âge de la plante. On trouve du ginseng de bonne qualité, conditionné en poudre, en extrait liquide ou en gélules, dans les boutiques de diététique, les pharmacies et les parapharmacies. Il faut compter une première cure de trois mois pour que les effets soient vraiment visibles. Ensuite, une cure d'un mois à chaque changement de saison suffit.

> Le ginseng, en augmentant nos capacités d'adaptation aux situations stressantes, atténue les effets du stress sur le système nerveux autonome, celui-là même qui gère notre système cardio-vasculaire.

EN DEUX MOTS

* Le ginseng est une plante utilisée depuis des millénaires par la médecine chinoise.

* Il fait baisser le taux de cholestérol total, et augmente le taux de bon cholestérol.

* Il est aussi cardioprotecteur, et nous aide à nous adapter au stress.

38

entretenez votre flore digestive

Un bon fonctionnement digestif et intestinal est gage de bonne santé. C'est d'autant plus vrai chez les personnes sujettes à l'excès de cholestérol. En entretenant la flore digestive et la flore intestinale, on améliore la digestion, l'élimination des déchets et l'assimilation des nutriments.

Des milliards de bactéries

Des milliards de bactéries colonisent notre système digestif. Nous devrions nous en féliciter, car elles participent activement à ce dispositif complexe qui assure notre maintien en vie. Si nous n'étions pas capables de transformer les aliments en nutriments assimilables, si nous ne savions pas les acheminer jusqu'aux cellules qui en ont besoin et si nous avions du mal à éliminer les déchets de la

POUR EN SAVOIR PLUS

> L'argile exerce aussi un effet épurateur et régulateur de la fonction digestive. Il aide à l'élimination des toxines, améliore la reproduction des bactéries digestives et neutralise les éventuels « mauvais germes » qui seraient venus subrepticement se mêler aux bons.

> Une cure de lait d'argile dure dix jours. Chaque soir, mélangez 1 cuillerée à café d'argile en poudre dans un verre d'eau, remuez avec une cuillère en bois et laissez reposer. Le lendemain matin, buvez l'eau dans laquelle l'argile a reposé.

digestion, nous serions très mal en point. Chez les personnes atteintes d'hypercholestérolémie, l'entretien de la flore digestive est particulièrement important. Car même si elle n'agit pas directement sur le taux de cholestérol, une flore abîmée ou inefficace augmente les effets délétères de l'excès de lipides sanguins.

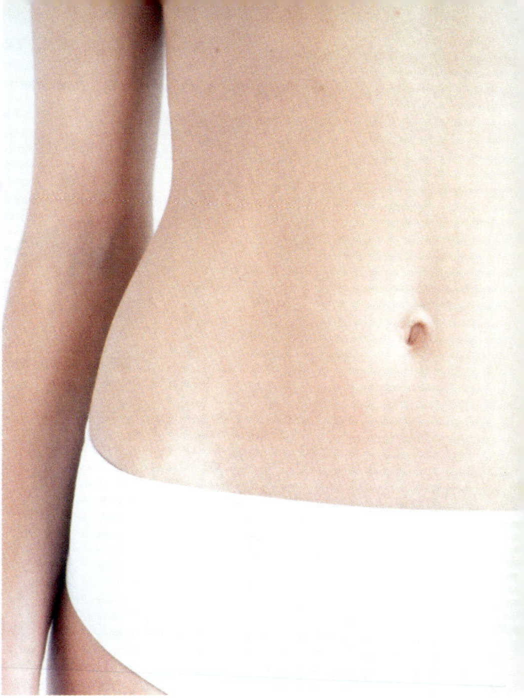

Semer des bonnes graines

Les bactéries se reproduisent dans le tube digestif, qu'elles colonisent dès la petite enfance. Pour les aider à bien faire leur travail, il convient de… les nourrir ! Elles ont besoin pour cela de certains polysaccharides que l'on trouve dans les fruits. Elles ont aussi besoin d'être régulièrement réensemencées. Pour semer les précieuses petites graines, vous pouvez avoir recours aux yaourts, notamment à ceux enrichis en bifidobactéries. Vous pouvez aussi faire régulièrement une cure de petit-lait : ce liquide translucide, qui surnage sur le dessus des yaourts et du fromage blanc, contribue à redonner du tonus à votre flore digestive.
N'oubliez pas, surtout, de réensemencer votre flore digestive si vous avez suivi un traitement antibiotique : ces médicaments, très efficaces, tuent toutes les bactéries, y compris celles qui nous sont indispensables.

EN DEUX MOTS

* L'entretien de la flore digestive est indispensable à la bonne santé, notamment chez les personnes qui ont trop de cholestérol.

* Elle facilite la digestion, l'assimilation des nutriments et l'élimination des déchets.

* Mangez des yaourts enrichis en bifidobactéries, buvez du petit-lait et faites des cures d'argile.

39 testez l'arbre fossile

Cet arbre fossile est un « must » de la phytothérapie. C'est aussi une véritable curiosité botanique. Il pond des œufs, et n'a pas changé depuis plus de 200 millions d'années. Il a aussi un impact important sur les sphères circulatoire, cardiaque et cérébrale.

L'arbre aux mille écus

Cet arbre est une véritable curiosité. Un phénomène végétal. Depuis plus de 200 millions d'années, il peuple la planète et reste absolument inchangé, sans qu'aucune mutation ne soit venue transformer ses gènes. Certains spécimens ont plus de 1 000 ans. Après la catastrophe d'Hiroshima, ce fut le premier

POUR EN SAVOIR PLUS

> On trouve du ginkgo en pharmacie, conditionné en gélules. On peut aussi le consommer en extrait liquide. Il existe même un médicament très célèbre, prescrit par les médecins allopathes et disposant d'un statut officiel de médicament, qui est composé uniquement d'extrait de *Ginkgo biloba*. Des générations de médecins hostiles à la phytothérapie l'ont prescrit, sans vraiment se rendre compte qu'ils pratiquaient à cet instant la médecine par les plantes !

organisme à recommencer à vivre malgré les radiations. Mieux : cet arbre, qui compte des individus mâles et femelles, pond des œufs ! Il est en plus très élégant, et son feuillage doré en automne lui a valu le surnom « arbre aux mille écus ». Comme si tout cela n'était pas suffisant pour qu'il se fasse remarquer, il est doté d'une composition tout à fait originale, qui a valu un prix Nobel au biochimiste américain Corey, au début des années 1990.

Il stimule la circulation et empêche les caillots

Ginkgo biloba contient notamment des ginkgolides, substances qui favorisent la microcirculation sanguine cérébrale. Elles ont aussi un rôle protecteur contre les radicaux libres. La prise régulière de ginkgo constitue donc un bouclier efficace contre le risque d'accident vasculaire cérébral. De plus, il stimule la circulation veineuse et atténue considérablement l'installation des plaques d'athérome ainsi que leur oxydation sous l'effet des radicaux libres.
Pour toutes ces raisons, le ginkgo, même s'il n'agit pas directement sur le cholestérol, protège efficacement l'organisme contre les risques liés à l'hypercholestérolémie.

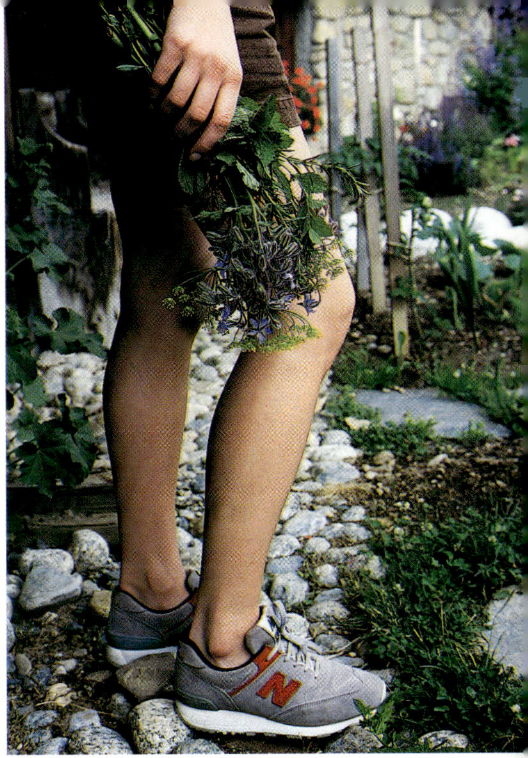

EN DEUX MOTS

* *Ginkgo biloba* est le plus vieil arbre du monde. Certains spécimens ont plus de 1 000 ans.
* Le ginkgo améliore la circulation sanguine dans les petits vaisseaux, notamment ceux du cerveau.
* Il empêche l'oxydation des plaques d'athérome.

40 continuez votre traitement médical

Si vous êtes déjà sous traitement, ne vous amusez pas à l'interrompre pour le remplacer par de simples règles d'hygiène de vie. Demandez plutôt conseil à votre médecin.

Main dans la main : dans certains cas, il est possible de mettre fin au traitement médicamenteux pour le remplacer par de simples règles d'hygiène de vie. Mais ce n'est pas toujours le cas. Parfois, l'hypercholestérolémie est trop ancienne, trop profondément ancrée, pour que l'on puisse se passer de médicaments. En outre, l'immense majorité de ces conseils d'hygiène de vie n'est pas incompatible avec les traitements médicamenteux. Les uns et les autres peuvent fonctionner de concert.

Arrêtez en douceur : vous pouvez, en revanche, procéder lentement. Ne changez rien à votre traitement mais ajoutez-y la panoplie de votre choix. Puis faites mesurer votre taux de cholestérol et constatez les résultats!

POUR EN SAVOIR PLUS

> Dans tous les cas, il vaut mieux procéder à ce sevrage sous contrôle médical. Demandez conseil à votre médecin. S'il veut bien vous « coacher », tant mieux. S'il est réticent, adjoignez-vous l'aide d'un autre thérapeute, plus ouvert aux médecines alternatives.

EN DEUX MOTS

* N'arrêtez pas brutalement votre traitement mais procédez plutôt à un ajustement progressif des doses.

* Les dispositifs naturels sont compatibles avec les traitements.

point de vue

j'ai découvert les bienfaits des plantes

« Depuis que je me suis mis aux tisanes, j'ai découvert un nouveau plaisir. Je n'ai plus l'impression de me soigner, mais plutôt de me faire du bien. Pourtant, avant, j'étais du genre allergique aux médecines douces. Je prenais des médicaments, et puis d'autres médicaments pour compenser les effets secondaires des premiers… Comme tout le monde, quoi ! Mais, un jour, j'ai eu une réaction allergique violente à la suite d'un traitement antibiotique particulièrement musclé. J'ai donc décidé de ralentir un peu ma consommation de médicaments. Comme j'étais sous traitement pour mon cholestérol, j'ai demandé à mon médecin de baisser les doses. Il a accepté, à condition que je devienne raisonnable, que je mange mieux et que je me bouge. Il m'a aussi prescrit des vitamines, du ginseng et de l'ail en gélules. Petit à petit, je me suis habitué. J'ai bu du thé à la place du café, j'ai appris à faire des tisanes et des décoctions. Maintenant, je pars travailler avec mon thermos de tisane. Et j'en distribue autour de moi. Il faut savoir partager les bonnes choses ! »

41 »»»

» Un programme de lutte anti-cholestérol n'est pas complet si vous n'y intégrez pas un minimum d'entretien physique. Pratiquez régulièrement une activité sportive. **Inutile de forcer,** mieux vaut y aller doucement mais avec une régularité d'horloge.

»»» **Apprenez à vous détendre,** car le stress augmente encore le taux de cholestérol et le risque cardio-vasculaire. Entretenez votre forme, car plus on est fatigué moins l'organisme est performant… ce qui augmente encore les risques.

»»»» Enfin, n'hésitez pas à aller voir du côté des médecines énergétiques : **qi gong, yoga, massages et do-in** vous feront beaucoup de bien.

60 CONSEILS

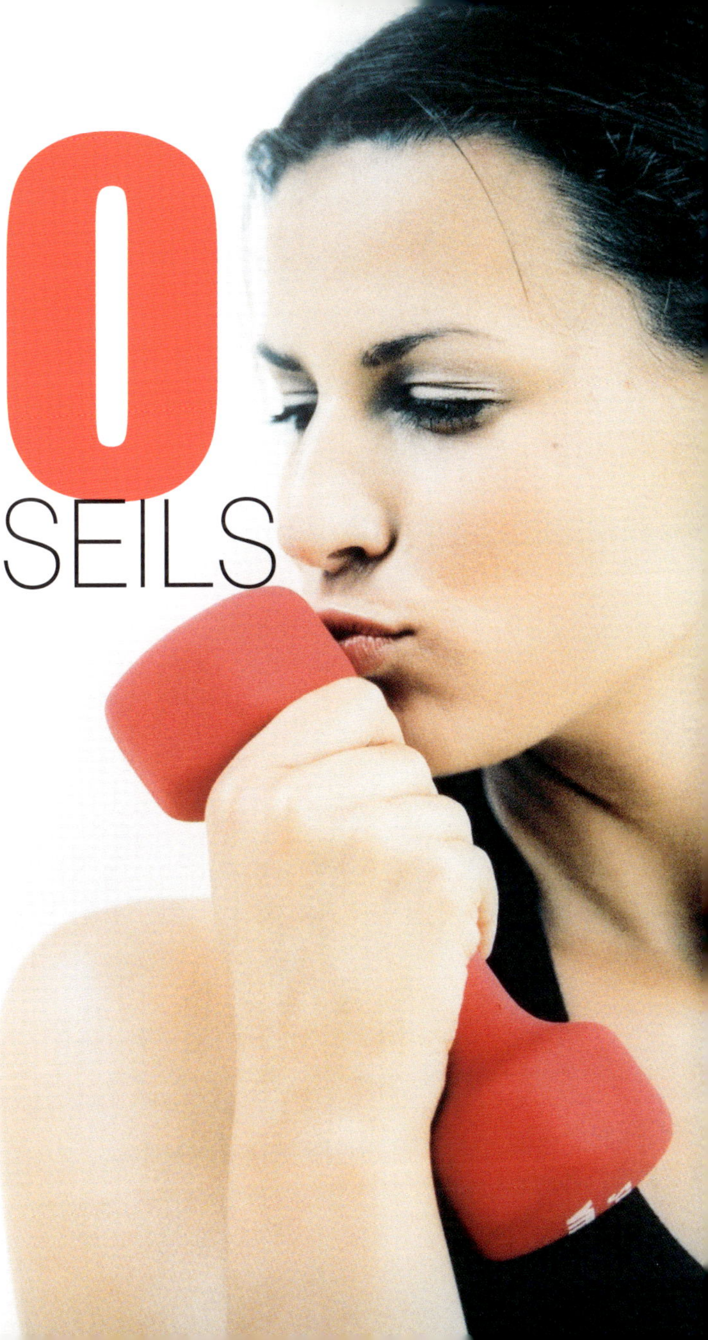

41 bougez-vous !

Première étape : le sport. Une activité régulière améliore le fonctionnement du système cardio-vasculaire et fait baisser le taux de lipides dans le sang. Il ne s'agit pas de vous transformer en sportif de haut niveau, mais plutôt d'apprendre à vous faire plaisir en bougeant !

Plus d'exercice, moins de problèmes cardio-vasculaires

La pratique régulière d'un sport a un effet bénéfique sur la santé. Cela, on le sait depuis plusieurs décennies. C'est particulièrement vrai pour les patients ayant un trop fort taux de cholestérol car ils ont besoin d'entretenir leur système cardio-vasculaire. De nombreuses études ont évalué l'état de santé de personnes sédentaires et l'ont comparé à

POUR EN SAVOIR PLUS

> Le sport aide aussi à faire baisser la tension artérielle, dont l'excès est un important facteur de risque. Il aide à diminuer le taux de triglycérides, souvent associé au cholestérol.

> Enfin, en améliorant l'oxygénation des cellules, l'activité sportive augmente les capacités de régénération des cellules et d'élimination des déchets, ce qui diminue d'autant le risque de formation des plaques d'athérome.

celui de personnes ayant une activité professionnelle qui les amenait à bouger. Et les résultats sont sans appel. Un exemple : des chercheurs ont comparé le nombre et la gravité des maladies cardio-vasculaires chez des chauffeurs de bus, assis toute la journée et soumis au stress de la circulation, avec ceux des contrôleurs, qui montent et descendent à chaque station. Les premiers sont beaucoup plus malades que les seconds.

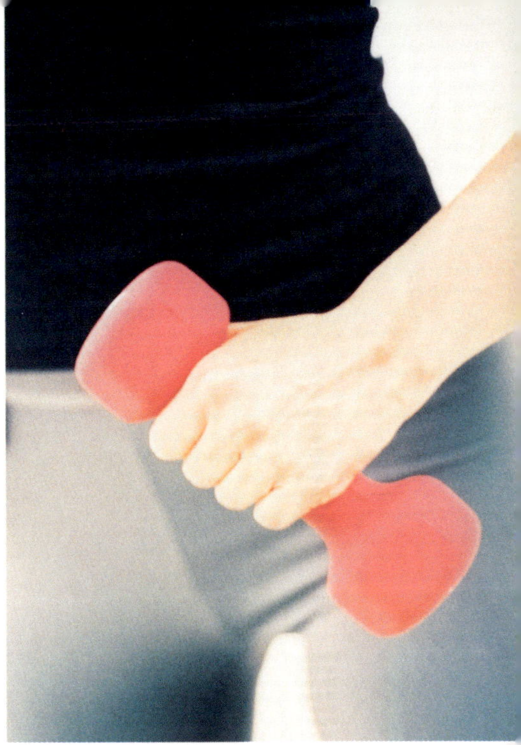

Sports isotoniques et sports isométriques

Autre élément militant en faveur du sport : seule une pratique sportive régulière permet de faire monter de manière vraiment significative le taux de bon cholestérol. Mais, pour cela, il faut bien choisir son sport. Les sports « isotoniques » font intervenir de nombreux muscles, par larges groupes, ce qui entraîne une accélération du rythme cardiaque et une augmentation du débit sanguin, ainsi qu'une augmentation de l'amplitude du souffle et de la capacité thoracique (vélo, marche à pied, natation, jogging…).
Ces sports sont les plus conseillés, contrairement aux sports « isométriques », qui se contentent de faire travailler des chaînes musculaires localisées (haltérophilie, musculation…).

EN DEUX MOTS

* La pratique régulière d'une activité sportive est un élément indispensable pour lutter contre l'excès de cholestérol.

* Mieux vaut pratiquer des sports isotoniques, qui font intervenir le souffle et travailler de grandes quantités de muscles en même temps.

42 choisissez le bon sport

Parmi les sports conseillés, la natation, le jogging, le ski, le skate... C'est à vous de choisir en fonction de vos goûts et de vos disponibilités. L'essentiel est de pratiquer régulièrement, car de cette régularité dépendent les bénéfices que vous tirerez de vos efforts.

Expérimenter pour bien choisir

Plusieurs éléments interviennent dans le choix d'un sport, dont le plus important n'est pas celui que l'on croit. Car il faut d'abord choisir un sport qui vous plaît ! Si vous vous forcez, vous tiendrez quelques semaines, voire quelques mois, puis vous craquerez. Et c'est bien normal. Le rythme quotidien est déjà suffisamment bousculé dans les sociétés occidentales, nous courrons tellement après le temps

POUR EN SAVOIR PLUS

> Avant d'entreprendre un sport, parlez-en à votre médecin si vous avez cessé toute activité depuis longtemps. Il n'y a pas d'âge pour s'y mettre, mais il faut commencer prudemment. La régularité est plus importante que l'intensité des efforts.

> Deux séances de quarante minutes par semaine constituent une bonne moyenne. Ensuite, au fur et à mesure de vos progrès, vous pourrez augmenter à la fois la durée des séances et l'intensité de vos efforts.

que nous aurions bien tort de nous astreindre plusieurs heures par semaine à pratiquer une activité qui nous déplaît.
Le problème du choix est surtout crucial pour les personnes qui n'éprouvent aucun plaisir à faire de l'exercice. Dans ce cas, il faut se forcer un peu et expérimenter des activités nouvelles : de la danse, du skate, de la gym aquatique... On finit toujours par ressentir des sensations corporelles oubliées, et ce sont elles qui procurent du plaisir.

Pratiquez un sport complet ou compensez les déséquilibres

Veillez également à surveiller attentivement les conditions dans lesquelles vous allez pratiquer votre sport, afin que rien ne vienne contrarier votre envie. Si vous disposez de peu de temps, veillez à choisir un sport qui se pratique près de chez vous ou de votre lieu de travail pour ne pas perdre de temps inutilement. Si vous ne pratiquez qu'un sport, tâchez que ce soit un sport complet, comme la natation. Certaines activités, comme le tennis, sollicitent une partie du corps plus qu'une autre, et il est parfois nécessaire d'avoir une activité complémentaire pour compenser les déséquilibres.
Enfin, si vous avez besoin du soutien d'un groupe, pensez aux sports d'équipe : volley, handball, basket... Ils ne sont pas réservés aux enfants...

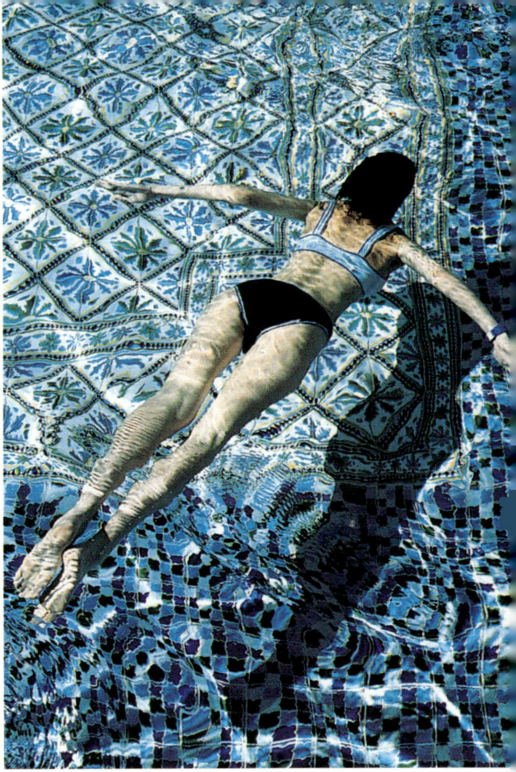

EN DEUX MOTS

* Pratiquez un sport qui vous plaît, faute de quoi vous ne tiendrez pas longtemps. Or la régularité est plus importante que l'intensité des efforts.

* Deux séances de quarante minutes par semaine constituent un bon début.

43 à pied ou à vélo ?

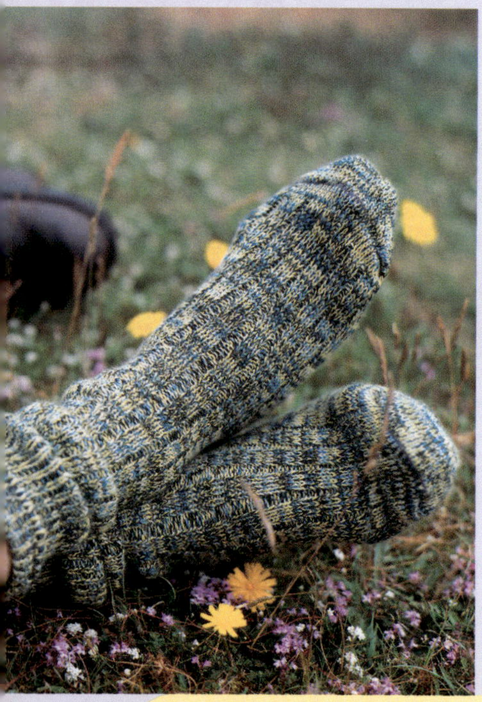

La marche à pied et le vélo sont les deux activités les plus conseillées aux personnes atteintes d'excès de cholestérol. Leurs atouts : elles se pratiquent en plein air et parfois en groupe, elles font travailler le corps tout entier et ne demandent aucun entraînement particulier...

POUR EN SAVOIR PLUS

> Les ions négatifs sont fabriqués par la nature sous l'effet des rayons ionisants du soleil, de la photosynthèse et de la projection dans l'air de minuscules gouttes d'eau.

> On les trouve donc en quantité au bord de la mer, près des cascades, en forêt... Ils sont très bénéfiques pour notre santé, car ils agissent sur le stress, la fatigue, le sommeil... Hélas, ils sont très fragiles.

« Un vélo pour mon cœur »

Certaines caisses primaires d'assurance maladie ont lancé à plusieurs reprises des opérations « Un vélo pour mon cœur ». Une manière de dire que la pratique du vélo est un véritable médicament si on s'astreint à une régularité suffisante.
Le vélo fait travailler tous les muscles du bas du corps de manière harmonieuse : bassin, abdominaux, cuisses, jambes... Il fait travailler le cœur de manière régulière, sans à-coups. Il augmente le débit cardiaque et l'élasticité des artères. Il agit aussi sur le souffle.
Vous préférez la marche à pied ? Si elle est soutenue (pas la flânerie ou le lèche-vitrines), elle a des effets similaires. Si vous préférez courir, allez-y doucement au début : une course modérée est tout à fait bénéfique, alors qu'un effort trop brutal peut être néfaste.

Les bienfaits du grand air

Ces sports ont un point commun et non des moindres : ils se pratiquent au grand air. Ils sont gratuits. Ils peuvent se pratiquer seul ou en groupe, selon vos envies. Ils vous permettent d'être en contact avec la nature, à condition bien sûr de ne pas les pratiquer en milieu urbain, la pollution atmosphérique risquant de faire plus de mal à l'organisme que les efforts ne lui font de bien !
L'idéal est de pratiquer ces activités en forêt ou au bord de la mer. Dans le premier cas, vous respirez des essences végétales volatiles qui contribuent à améliorer votre circulation sanguine et la dépuration naturelle de votre organisme. Dans le second, vous respirez des embruns riches en iode et en oligoéléments, qui aident votre métabolisme général.

> Dans une pièce fermée, leur taux chute très rapidement et nous finissons par en manquer, ce qui provoque des insomnies, des migraines... Encore un bon point pour les sports de plein air, puisqu'ils nous aident à faire le plein d'ions négatifs !

EN DEUX MOTS

* Le vélo, la marche à pied et la course modérée sont particulièrement conseillés, car ces sports font travailler les muscles de façon harmonieuse, améliorent le fonctionnement circulatoire et l'amplitude du souffle.

* Comme ils se pratiquent en plein air, ils permettent aussi de faire le plein d'ions négatifs.

44 mettez-vous au cardio-training

Sous cette appellation générique se rangent tous les sports bénéfiques pour la fonction cardio-vasculaire, y compris le vélo ou la marche à pied. Mais le mot désigne aussi une série d'activités se pratiquant en salle sur des instruments : rameur, simulateur d'escalier, tapis de marche ou de course…

Comme en plein air, sans sortir de son quartier

Certes, il vaut mieux pratiquer la marche ou le vélo en plein air que dans une salle confinée, mais on ne peut pas toujours le faire lorsqu'on habite en ville ! Certaines salles de gym se sont donc dotées d'instruments de substitution, qui permettent de pratiquer des activités proches sans sortir de son quartier.
Les appareils sur lesquels se pratique le cardiotraining en salle sont conçus pour

POUR EN SAVOIR PLUS

> Le cardiotraining en salle, sous surveillance, est même prescrit aux personnes ayant déjà subi un infarctus ou une intervention chirurgicale cardiaque.

> Un cœur malade doit travailler encore plus qu'un autre pour récupérer, mais impérativement sous étroite surveillance.

faire travailler le cœur et le système cardio-vasculaire, sans risque et en s'adaptant à l'âge et à l'état de chacun.

Exercice sous surveillance

Avantage du cardiotraining : il permet une surveillance constante du travail cardiaque. On peut pratiquer avec des capteurs, qui comptent en permanence les pulsations cardiaques. Cela permet de ne pas dépasser le seuil de fatigabilité, que l'on a au préalable calculé avec le moniteur en fonction de la taille, du poids, de l'âge, du nombre de pulsations au repos… Cela permet aussi de ne pas surestimer ses efforts. Car si l'augmentation du débit sanguin n'est pas suffisante, c'est que l'exercice n'est pas assez intense.
La pratique du cardiotraining en salle doit être aussi régulière que celle de n'importe quel autre sport. Heureusement, les progrès se mesurent rapidement, ce qui aide à tenir !

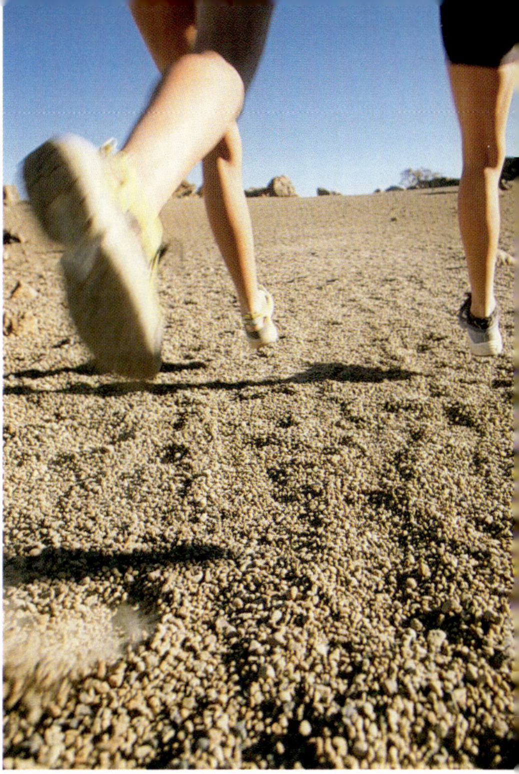

> Dans ce cas, le médecin prescrit généralement un électrocardiogramme d'effort afin de mesurer les variations dans l'activité électrique du cœur en fonction de l'intensité de l'exercice. Cela permet de réajuster les exercices au fur et à mesure de l'amélioration.

EN DEUX MOTS

* Le cardiotraining se pratique en salle, sur des appareils qui permettent de reproduire des activités d'extérieur : marche, course, vélo, rameur…

* Cette activité, bien encadrée, permet une surveillance permanente de l'activité cardiaque.

45 dites non au stress

C'est le diable du monde moderne. Nous sommes tendus, pressés, dépassés… Le stress ne grignote pas seulement notre bonne humeur et notre tonus, il perturbe aussi notre machine organique, notamment le système cardio-vasculaire. C'est le moment de s'en défendre.

Le cœur bat plus vite, les vaisseaux se rétrécissent

Lorsque nous sommes soumis à une situation stressante, notre corps réagit en produisant des hormones qui modifient son fonctionnement. Le but de la manœuvre : nous permettre de réagir comme le faisaient nos ancêtres préhistoriques face au danger… en l'occurrence se battre ou fuir ! Notre cœur bat plus vite de manière à provoquer un

●●● POUR EN SAVOIR PLUS

> Stress ne rime pas forcément avec contrariété. Il existe aussi des stress positifs, qui n'en sont pas moins dévastateurs pour l'organisme même s'ils nous apportent de la joie. Une nouvelle inattendue, un gain d'argent inespéré, un mariage longtemps désiré… nous apportent beaucoup de bonheur, certes, mais aussi un bouleversement émotionnel qui se manifeste dans le corps par les mêmes orages hormonaux que le stress négatif. Dans un cas comme dans l'autre, il faut donc apprendre à modifier nos réactions et nos comportements.

afflux de sang vers les muscles et les organes sensoriels, nos vaisseaux se contractent, une montée d'adrénaline accentue notre vigilance et mobilise notre agressivité, notre cerveau est nourri en priorité au détriment d'autres organes, digestifs par exemple…

Hélas, cet équipement ne nous sert pas à grand-chose dans la plupart des cas, car le stress d'aujourd'hui n'est pas le même que celui d'avant-hier. Le plus souvent, nous devons nous adapter psychologiquement et émotionnellement à des situations usantes et durables.

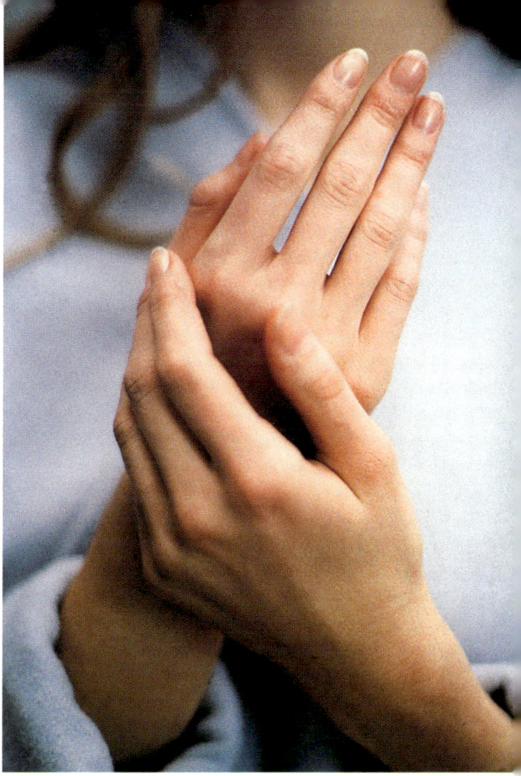

Combattre l'excès de stress

Cependant, nous sommes tous inégaux devant le stress. Nous réagissons différemment aux différents agents stressants selon notre caractère, notre histoire personnelle, nos habitudes comportementales. Une chose est sûre : c'est l'excès de stress qui est néfaste.

Il a des effets particulièrement dévastateurs sur la sphère cardio-vasculaire. Il augmente la tension artérielle et fatigue le cœur. Il accentue la production de radicaux libres, qui contribuent à rigidifier les parois artérielles et les plaques d'athérome. Enfin, il semble qu'il contribue à élever le taux de mauvais cholestérol.

Il faut donc absolument apprendre à gérer son stress !

EN DEUX MOTS

* Le stress provoque des bouleversements hormonaux qui déclenchent des mécanismes biologiques d'adaptation.

* L'excès de stress perturbe le système cardio-vasculaire, augmentant les risques d'accident.

46

apprenez à vous relaxer

C'est la stratégie la plus simple pour apprendre à mieux supporter le stress. Il existe de nombreuses techniques de relaxation. Toutes ont le même but : vous permettre de gérer vous-même les excès de tension pour ne pas en subir les conséquences.

Du corps à la tête…

Lorsqu'on se force à détendre un à un ses muscles, le corps entier finit par sombrer dans une douce torpeur. Du coup, la tête suit : les idées ralentissent, les émotions se calment. C'est le principe de la relaxation physique. La plus célèbre est la relaxation de Jacobson. Cette technique s'appuie sur une constatation : le plus souvent, nous n'avons plus conscience de nos zones de tension et nous ne parve-

POUR EN SAVOIR PLUS

> La relaxation, quelle que soit la technique choisie, se pratique toujours dans un endroit calme et sombre. Il vaut mieux être allongé, à l'abri des sollicitations sensorielles extérieures.

> Portez des vêtements amples, pour ne pas être gêné, et suffisamment chauds pour ne pas frissonner. Lorsqu'on se relaxe, la température du corps a tendance à descendre légèrement.

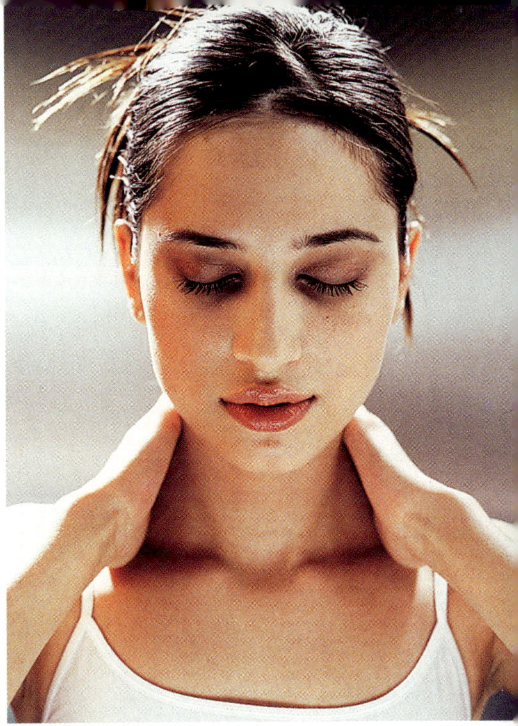

nons pas à les dénouer volontairement. La méthode mise au point par Edmund Jacobson propose donc de contracter d'abord un à un les muscles du corps, avant de les détendre. Cela permet de sentir la tension, puis la détente.

… et de la tête au corps

D'autres techniques proposent de faire le chemin inverse. On commence par calmer les pensées, ralentir le fonctionnement cérébral, tarir le flot d'images mentales, et la détente du corps suit tout naturellement. Le système marche aussi dans ce sens ! La sophrologie, le training autogène, la pensée positive, l'hypnothérapie… sont autant de façons différentes d'apprendre à se détendre en commençant par la sphère psycho-émotionnelle. Les deux démarches sont efficaces, et l'essentiel est de choisir celle qui vous convient.

> Par la suite, lorsque vous serez habitué à cette pratique, vous pourrez faire des « microrelaxation » n'importe où, au bureau, dans le bus ou au volant de votre voiture, par exemple, chaque fois que vous serez confronté à un stress immédiat.

EN DEUX MOTS

* La relaxation est un outil essentiel pour gérer le stress.

* Certaines relaxations passent par la tête pour détendre le corps, alors que d'autres font le chemin inverse.

* L'essentiel est de trouver la technique qui vous convient, afin d'en faire un outil quotidien.

Le triangle, la charrue, le chat, le cobra, l'arbre… Ce sont des postures de yoga, une discipline psychocorporelle millénaire issue de la spiritualité de l'Inde ancienne. En Europe, elle est couramment pratiquée en cours collectifs. Certaines postures agissent sur le système circulatoire.

47 jouez du triangle !

1

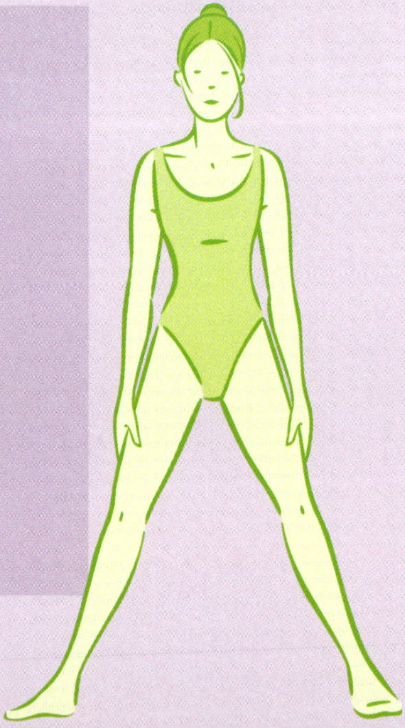

Respiration, concentration, postures…

La pratique du yoga associe la respiration, la concentration, la méditation et la tenue de postures, parfois enchaînées entre elles. Ces postures sont pratiquées en Inde depuis des millénaires pour entretenir le corps, détendre le mental et ouvrir le cœur à la spiritualité.
Toutes les postures favorisent la circulation sanguine dans la mesure où elles entraînent une détente du corps et du mental. Cependant, certaines agissent directement sur la fonction cardio-vasculaire en régularisant le rythme cardiaque, en faisant baisser la tension artérielle et en augmentant le calibre des vaisseaux. C'est le cas, entre autres, du triangle.

Mode d'emploi

① Mettez-vous debout, jambes écartées, le pied droit plus tourné vers l'extérieur que le pied gauche.
② Levez les bras à hauteur des épaules, paumes vers l'avant.
③ En serrant bien les muscles fessiers et abdominaux, baissez-vous sur le côté jusqu'à ce que votre main droite touche votre cheville droite (vous pouvez plier le genou si c'est nécessaire).
Tournez la tête pour regarder vers le haut et restez ainsi quelques secondes avant de revenir à la position initiale.
Recommencez de l'autre côté.

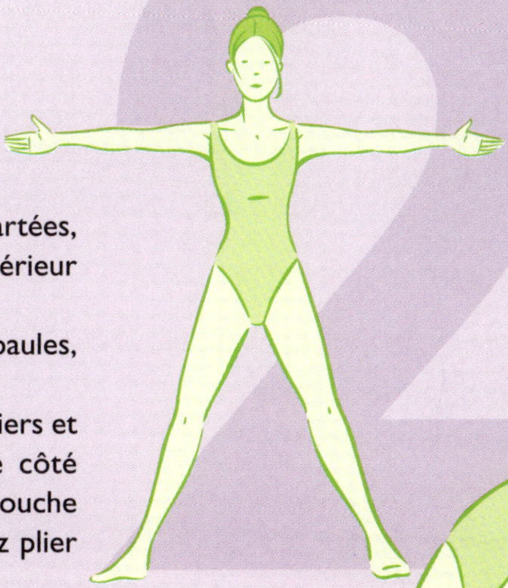

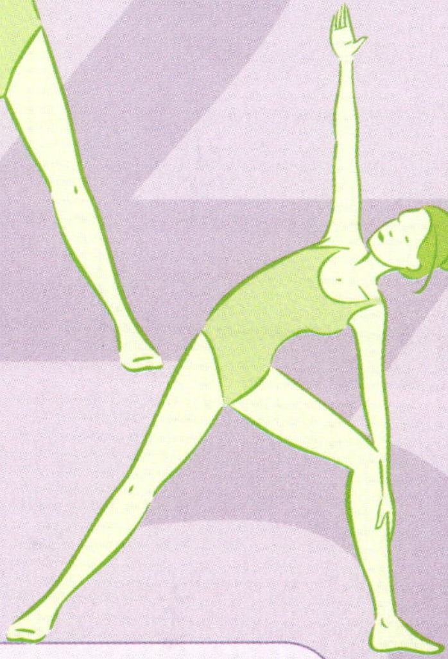

●●● POUR EN SAVOIR PLUS

> Dans les pays occidentaux, le yoga a souvent perdu sa dimension sacrée. On le pratique comme une simple discipline du corps et de l'esprit. Il existe plusieurs formes de yoga, chacune ayant sa spécificité : certaines sont plus spirituelles, d'autres plus énergétiques ou tantriques. Le yoga le plus physique est le hatha-yoga. C'est le plus pratiqué en Occident.

EN DEUX MOTS

* Le yoga est une pratique psychocorporelle issue de la sagesse de l'Inde ancienne.

* Certaines postures, comme le triangle, ont une action spécifique sur le système cardio-vasculaire : régularisation du rythme cardiaque, baisse de la tension artérielle…

48 respirez, soufflez...

Apprendre à respirer : voilà qui peut paraître étrange puisque nous respirons depuis notre naissance. Pourtant, nous respirons mal, et cela perturbe notre système circulatoire...

Le souffle, c'est la vie : l'air est notre nourriture fondamentale. Nos cellules ont besoin d'oxygène pour fonctionner, et celui-ci nous est fourni par l'air *via* la circulation sanguine, qui conduit ce gaz précieux jusqu'à nos cellules.
Souvent, nous respirons mal. Nous gonflons paresseusement nos poumons, nous avalons peu d'air, nous expulsons peu de gaz carbonique... Nos cellules sont mal nourries, notre corps mal débarrassé de ses toxines. Tout cela retentit sur le taux de cholestérol sanguin et sur l'état général du cœur et des vaisseaux.

Pour bien respirer... Pour apprendre à bien respirer, pratiquez ce petit exercice plusieurs fois par jour.
Inspirez à fond en gonflant d'abord l'abdomen, puis les poumons.
Gardez l'air pendant trois secondes.
Expirez en contractant d'abord la cage thoracique, puis l'abdomen.
Gardez les poumons vides pendant trois secondes. Recommencez.

POUR EN SAVOIR PLUS

> **Le diaphragme est un muscle qui nous permet de gonfler la cage thoracique pour inspirer, puis de la contracter pour expirer. Souvent il est noué par le stress et les mauvaises postures physiques. En respirant ainsi, on le décontracte et on résiste mieux au stress.**

EN DEUX MOTS

* Pour bien respirer, il suffit de s'entraîner plusieurs fois par jour.

* Bien respirer aide à décontracter le diaphragme, un muscle souvent tendu par le stress.

49 luttez dans votre tête

Les images mentales ont parfois des effets inattendus. Des expériences ont montré que l'on peut augmenter le nombre des globules blancs en visualisant cette augmentation. Pourrait-on abaisser ainsi le taux de cholestérol ?

Nos pensées sont puissantes : depuis Émile Coué, créateur de la célèbre méthode qui porte son nom, on sait que les images mentales sont extrêmement puissantes. La visualisation, la sophrologie, la pensée positive… utilisent les images mentales pour soigner. Non contentes d'agir sur notre état émotionnel, ces images mentales peuvent parfois exercer une influence directe sur notre corps.
Plusieurs expériences ont montré que l'on peut, grâce à des images mentales, modifier le taux de certaines hormones. Pourquoi ne pourraient-elles pas contribuer à faire baisser le taux de cholestérol ?

Des modifications physiologiques ! Vous ne risquez rien à essayer ! Allongez-vous dans le calme, respirez profondément, détendez-vous et fermez les yeux. Puis imaginez un scénario. Pratiquez chaque soir avant de vous endormir pendant un quart d'heure.

●●● POUR EN SAVOIR PLUS

> Pour être efficaces, les images mentales doivent être précises. Vous devez bien visualiser les détails et ressentir les sensations. Si vous devez formuler des phrases, faites-le toujours au présent et sous la forme affirmative.

EN DEUX MOTS

* Les images mentales sont très puissantes.

* On peut, grâce à la visualisation, augmenter le taux de certaines hormones ou le nombre des globules blancs. Pourquoi ne pas faire baisser ainsi le cholestérol ?

* Pratiquez chaque soir un quart d'heure avant de vous endormir.

Au palmarès des méfaits du tabac, il faut ajouter qu'il constitue un facteur de risque important pour les personnes ayant un taux de cholestérol élevé, car il augmente le mauvais cholestérol au détriment du bon, et facilite la formation des caillots susceptibles de boucher les artères.

50 arrêtez de fumer !

Près de quatre mille substances toxiques !

Les chercheurs ont identifié près de quatre mille substances toxiques dans les cigarettes. De quoi faire frémir n'importe quel fumeur. Et tout particulièrement les fumeurs sujets à l'hypercholestérolémie, car certains toxiques exercent une action directe sur le sang et le système cardio-vasculaire.

La nicotine, d'abord, influe sur le système

POUR EN SAVOIR PLUS

> Le risque d'infarctus du myocarde est multiplié par 2,5 chez les fumeurs réguliers, et celui d'hémiplégie par 3.

> Au bout de huit heures sans tabac, les taux de monoxyde de carbone et de nicotine dans le sang ont déjà baissé de moitié.

> L'oxygène reprend donc rapidement le dessus sur ces substances nuisibles, et recommence son travail d'alimentation des cellules.

nerveux central. Conséquences : augmentation du rythme cardiaque, hausse de la pression artérielle, vasoconstriction… Tout cela augmente le risque d'obstruction des artères en cas d'excès de cholestérol. En outre, le tabac augmente directement la synthèse du mauvais cholestérol et abaisse celle du bon.

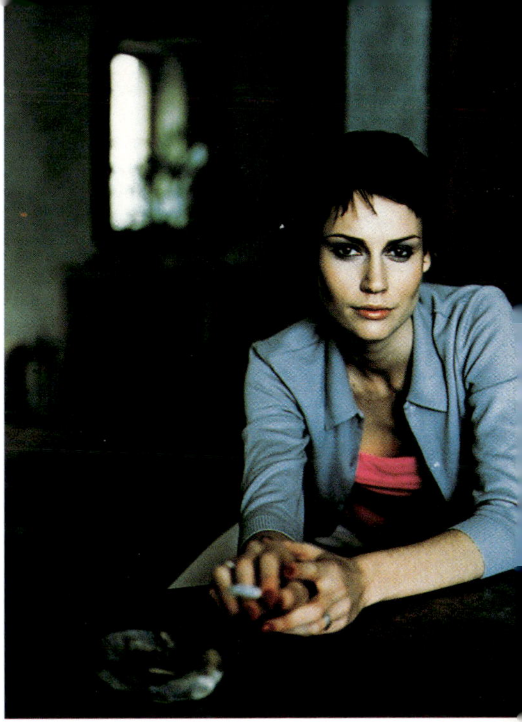

Des soutiens efficaces, mais pas de recette magique

C'est le moment d'arrêter de fumer. Il faut vous armer de patience, surtout si vous êtes un ancien fumeur. Bien des techniques peuvent vous soutenir dans votre effort.

L'acupuncture donne de bons résultats : une aiguille judicieusement placée permet de diminuer l'envie de fumer et d'atténuer les symptômes de manque. Les plantes peuvent aider au sevrage en accélérant l'élimination des toxines et en calmant la tension nerveuse.

> Au bout de deux jours, la nicotine et l'oxyde de carbone ont été éliminés du sang.

> Trois ans après l'arrêt définitif du tabac, le surplus de risques cardio-vasculaires a complètement disparu.

EN DEUX MOTS

* Le tabac exerce un effet direct sur le système cardio-vasculaire.

* Il augmente le mauvais cholestérol et accroît les risques de complications.

* Pour arrêter de fumer, on peut avoir recours à des thérapies de soutien, mais il n'y a pas de solution magique.

51 entretenez votre tonus

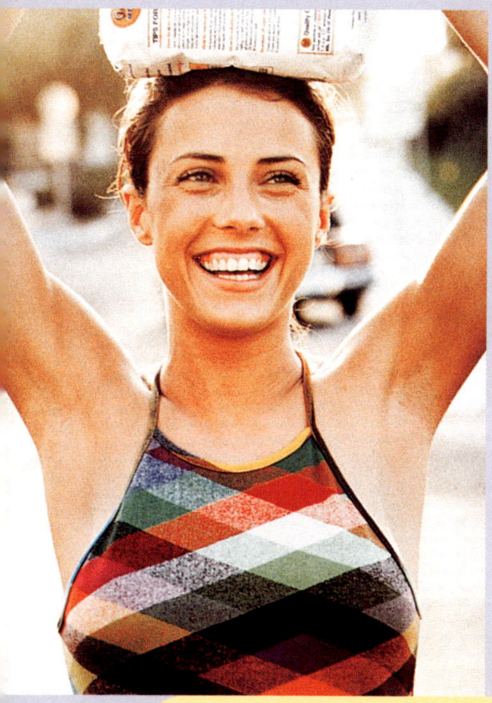

Plus on se sent fatigué, plus on a l'organisme encrassé et le moral en berne, et plus l'organisme se laisse aller à ses mauvais penchants. Si son principal défaut est de fabriquer trop de cholestérol, il le fera davantage encore dans les moments de fatigue. Rendez-lui vite son tonus !

POUR EN SAVOIR PLUS

> Le kava est un cas à part ! Cette plante est à la fois tonifiante et relaxante.

> Elle réveille la bonne humeur en même temps qu'elle efface les traces de la fatigue accumulée.

L'ère de la mauvaise fatigue

La fatigue est une baisse générale du tonus. C'est devenu un motif courant de consultation chez les médecins généralistes. Or, s'il est normal de se sentir fatigué après un gros effort physique ou intellectuel, il n'est pas normal de l'être encore après une période raisonnable de repos. Seulement voilà : nous ne nous accordons pas toujours le répit nécessaire, nous accumulons la fatigue, nous faisons trop peu d'exercice, nous mangeons mal, nous dormons en pointillé, nous ressassons les contrariétés et les stress… Stop ! Il est temps de lutter contre la « mauvaise » fatigue, car elle a un retentissement direct sur le système cardio-vasculaire.

La sensation de lassitude diffuse est parfois provoquée par un manque de vitamines et de minéraux. Si vous manquez de magnésium, de vitamine C, A, E ou B, cette carence a un retentissement direct sur votre taux de cholestérol et sur votre système cardio-vasculaire.

Les solutions toniques

Agissez avant d'être trop fatigué. Faites régulièrement une cure de compléments alimentaires et de plantes. Certains des produits dont nous avons parlé ont des vertus tonifiantes : la spiruline, la gelée royale, le ginseng…

Vous pouvez aussi essayer l'éleuthérocoque : cette plante vient des grandes plaines de Sibérie. Elle est très efficace pour lutter contre tous les types de fatigue : physique, mentale et émotionnelle. La forme la plus efficace est la teinture-mère; cette extraction concentre tous les principes actifs de la plante.

> En Polynésie, son pays d'origine, elle est au centre de rituels car, à fortes doses, elle facilite les changements d'état de conscience nécessaires aux cérémonies des chamans.

EN DEUX MOTS

* La fatigue accumulée perturbe l'organisme et accentue ses difficultés.
* La fatigue nerveuse et le manque de vitamines ont des répercussions directes sur le système cardio-vasculaire.
* Essayez l'éleuthérocoque, la plante du tonus.

52 chouchoutez votre sommeil

Pour être en forme, il faut bien dormir !

Ce n'est pas toujours si simple. Car il se produit comme un cercle vicieux entre fatigue et sommeil : plus on est fatigué, plus on a du mal à dormir, plus on se réveille épuisé. Pour mettre au repos le cœur et les artères, rééduquez votre sommeil.

Faites d'une pierre plusieurs coups !

Le manque de sommeil soumet l'organisme à un stress permanent qui accentue tous les problèmes latents, à commencer par les troubles cardio-vasculaires. Le cœur se fatigue, la synthèse matinale du cholestérol est perturbée…
La qualité du sommeil dépend en grande partie de l'hygiène de vie. Pour bien dormir,

POUR EN SAVOIR PLUS

> Efforcez-vous de manger légèrement le soir : pas de viande grasse, pas d'alcool… Contentez-vous d'un plat de poisson, de légumes et de fruits. Non seulement vous digérerez mieux, mais vous dormirez mieux.

> En plus, vous éviterez à votre corps d'avoir à gérer une surcharge alimentaire dont il n'a que faire la nuit, lorsque sa consommation métabolique est au plus bas.

il faut savoir se détendre et vider son esprit des soucis avant de s'endormir. Il faut faire suffisamment d'exercice physique pour évacuer la tension nerveuse. Il faut veiller à manger sain, frais et équilibré pour que le cerveau et le système nerveux ne manquent pas de nutriments essentiels. Autant de gestes qui aident à lutter contre le stress, la fatigue et… le cholestérol ! Vous pouvez donc faire d'une pierre plusieurs coups.

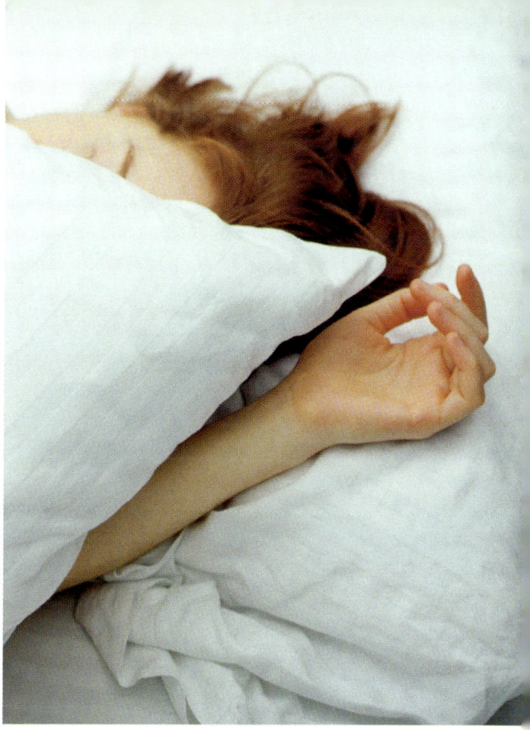

Du côté des plantes…

Si tout cela n'est pas suffisant pour vous rendre un sommeil de rêve, demandez de l'aide aux plantes. Essayez notamment l'aubépine. Cette plante a une double fonction : elle calme la fonction cardiaque et régularise les battements intempestifs ; elle apaise l'anxiété et favorise le sommeil. En plus, elle fait baisser la tension artérielle (comptez 10 g pour un litre d'eau bouillante et faites infuser 10 minutes avant de filtrer).
La passiflore, elle, améliore la qualité du sommeil et empêche les réveils nocturnes. Prise de façon régulière, en cure, elle restaure progressivement un sommeil de bonne qualité (comptez une cuillerée à soupe pour une tasse d'eau bouillante ; laissez infuser 10 minutes).

EN DEUX MOTS

* Sommeil et fatigue s'entretiennent mutuellement dans un cercle vicieux.

* Le système cardio-vasculaire est le premier à en pâtir.

* Pour retrouver un sommeil serein, adoptez une bonne hygiène de vie et faites confiance aux plantes : aubépine et passiflore.

53 plongez dans l'huile tiède

Ah ! un bon bain tiède parfumé aux huiles. Ah ! le plaisir et la détente dans la pénombre silencieuse de la salle de bains. Ne vous en privez pas : si vous choisissez bien vos huiles essentielles, ce moment délicieux peut même se transformer en un véritable traitement anti-cholestérol.

Concentrées, parfumées, puissantes…

Les huiles essentielles sont des extraits de plantes, obtenus le plus souvent par distillation à la vapeur. Selon les espèces, il faut jusqu'à une tonne de plante pour obtenir un litre d'huile essentielle, c'est dire si les principes actifs sont concentrés. Il faut donc être prudent lorsqu'on les utilise. Les doses sont de l'ordre de la goutte. On peut les absorber par voie orale (une ou

POUR EN SAVOIR PLUS

> L'huile, le lait et le bain moussant sont destinés à faciliter l'émulsion des huiles essentielles et à améliorer leur diffusion dans l'eau.

> Versez une cuillerée à soupe de ce mélange sous les robinets de la baignoire. Plongez dans l'eau assez chaude (38 °C) et restez-y une vingtaine de minutes.

> En sortant, ne vous essuyez pas afin de laisser aux essences le temps de pénétrer à travers la barrière cutanée. Enveloppez-vous dans un peignoir et allongez-vous une petite demi-heure.

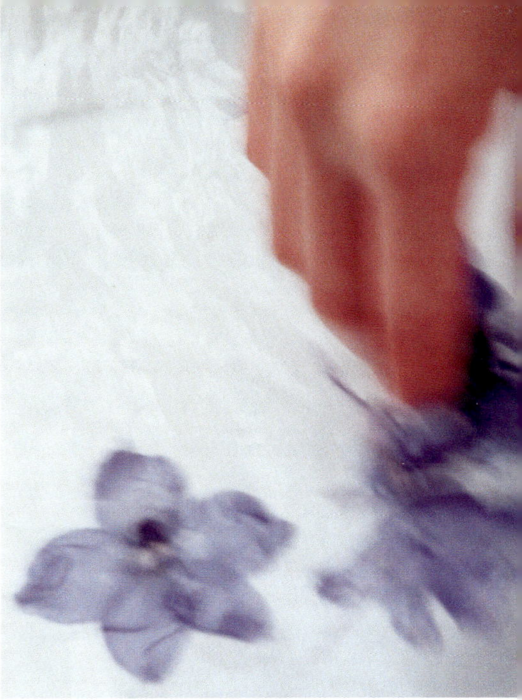

deux gouttes dans une cuillerée à café de miel), les employer en massage (quelques gouttes dans une cuillerée à soupe d'huile végétale), en inhalation (dix gouttes dans un bol d'eau bouillante)… On peut aussi les ajouter à l'eau du bain.
Ce mode d'administration est à la fois le plus agréable et le plus sain. Car il vaut mieux réserver la voie orale à la prescription du thérapeute pour être sûr de ne pas se tromper dans les doses ou dans le choix de l'huile (certaines sont toxiques).

Le citron et le romarin

Voici une recette simple et agréable pour profiter des bienfaits des huiles essentielles sans courir le moindre risque. Préparez-vous une huile de bain en vous concoctant le mélange suivant : dans une petite bouteille, versez une cuillerée à soupe de bain moussant, deux cuillerées à soupe de lait, deux cuillerées à soupe d'huile végétale (jojoba, onagre, amande douce, abricot…) ; ajoutez quarante gouttes d'huile essentielle de citron et quarante gouttes d'huile essentielle de romarin ; mélangez bien.
L'huile essentielle de citron fluidifie le sang et fait baisser la pression artérielle. Elle s'oppose ainsi à la formation des plaques d'athérome. L'huile essentielle de romarin est un stimulant du métabolisme et un cardiotonique.

EN DEUX MOTS

* Les huiles essentielles sont des concentrés de plantes très efficaces et très puissants.

* Pour entretenir votre système cardio-vasculaire, essayez le bain aux huiles essentielles de citron et de romarin.

* Si vous êtes sujet à l'hypertension, remplacez le romarin par du bouleau.

54 choisissez bien votre eau

Certaines stations thermales sont spécialisées dans le traitement des maladies métaboliques, notamment l'excès de cholestérol.

Des eaux chargées en minéraux et en métaux : la France compte plus d'une centaine de stations thermales, spécialisées, en fonction de la qualité de ses eaux. Les eaux thermales sont toutes chargées en éléments minéraux et métalliques qui leur confèrent leur efficacité, mais chacune a une composition particulière. Les eaux actives contre le cholestérol sont généralement froides, contrairement aux eaux destinées à traiter, par exemple, les pathologies articulaires. Elles sont le plus souvent sodiques, bicarbonatées, magnésiennes, parfois ferreuses…

Une prise en charge complète : les stations spécialisées dans les maladies métaboliques, comme Aulus-les-Bains ou Contrexeville, proposent des cures médicales de trois semaines, associant l'ingestion d'eau thermale, des soins externes et des activités annexes.
Ce n'est pas une simple cure de remise en forme mais un véritable traitement, au cours duquel la surveillance médicale est constante.

POUR EN SAVOIR PLUS

> Les cures thermales sont remboursées par la Sécurité sociale après la prescription médicale. Les soins sont pris en charge en totalité, mais les frais de séjours sont en partie à la charge du patient. Les mutuelles prennent parfois le relais pour le remboursement des frais de séjour.

EN DEUX MOTS

* Des stations thermales proposent des cures adaptées à l'excès de cholestérol.

* Les soins sont remboursés par la Sécurité sociale.

55 allez au bord de la mer

Autre destination : le bord de mer. Là, il n'est plus question d'ingérer de l'eau mais plutôt de s'y baigner, d'y faire de l'exercice, de s'y faire masser… On en ressort reposé, requinqué, rechargé en minéraux.

Pour diminuer les risques : les cures de thalassothérapie sont organisées autour d'un programme de soins à base d'eau de mer. Celle-ci est particulièrement riche en éléments minéraux, qui passent à travers la peau au cours des soins. Contrairement aux cures thermales, les cures de thalasso ne font pas directement baisser le taux de cholestérol. Mais elles aident à régler certains problèmes qui aggravent les risques cardio-vasculaires.

Se détendre et apprendre à mieux manger: une cure de remise en forme aide à évacuer stress et fatigue. Elle recharge l'organisme en sels minéraux et en oligoéléments. Toutes les stations proposent des programmes diététiques. Au-delà des quelques kilos que vous perdrez en une semaine, vous pourrez en profiter pour apprendre à manger plus sain et à cuisiner plus léger.

POUR EN SAVOIR PLUS

> Une cure de thalasso dure une semaine. Elle ne répond pas à une prescription médicale mais se déroule tout de même sous contrôle. Les soins sont soit « mouillés » (bains aux algues, douches à jets, enveloppements de boues marines…), soit « secs » (massages, digitopuncture…).

EN DEUX MOTS

* Les cures de thalasso aident à évacuer le stress et la fatigue.
* Les centres proposent des programmes diététiques qui permettent d'apprendre à changer ses habitudes alimentaires.
* On y pratique des soins « mouillés » et « secs ».

56 faites doser vos hormones

Certaines carences hormonales font grimper le taux de cholestérol. Pour en avoir le cœur net, il faut avoir recours à un dosage précis, qui doit vous être prescrit par votre médecin.
Les traitements hormonaux ne relèvent en aucun cas de l'automédication. Ils exigent un suivi médical.

Hormones thyroïdiennes et hormones sexuelles

Parmi les substances qui participent directement à la gestion du cholestérol par l'organisme on trouve les hormones thyroïdiennes et les hormones sexuelles féminines (voir conseil 25) et masculines. Une élévation nette du taux de cholestérol sanguin est l'un des signes caractéristiques d'une déficience de la glande thyroïde. Si c'est le cas, le taux de

POUR EN SAVOIR PLUS

> La DHEA fait beaucoup parler d'elle depuis sa découverte. On lui accorde de nombreuses vertus liées à l'antivieillissement et, parmi celles-ci, le fait qu'elle participe à la régulation du taux de cholestérol.
> La DHEA est une hormone stéroïdienne qui agit comme précurseur des hormones sexuelles. Cependant, il faut faire doser votre taux de DHEA avant tout traitement. En France, le statut de cette hormone est encore mal défini : elle n'est pas officiellement autorisée à la vente, mais pas tout à fait interdite non plus !

lipides sanguins se régule naturellement au bout de quelques semaines de traitement thyroïdien.
Côté hormones mâles, c'est surtout la testostérone qui joue un rôle protecteur des artères. Le manque de testostérone, qui survient parfois chez l'homme aux environs de la cinquantaine, provoque une baisse du bon cholestérol et une hausse du mauvais. Là encore, un traitement suffit à rétablir des chiffres plus proches de la normale.

Un équilibre subtil et complexe

Cependant, ces traitements ne sont efficaces que si des carences hormonales sont effectivement à l'origine de votre hypercholestérolémie. Les hormones ne sont pas de simples compléments alimentaires que l'on peut prendre impunément en comptant sur le fait que « si cela ne fait pas de bien, cela ne peut pas faire de mal ».
L'équilibre hormonal de chaque individu relève d'une organisation complexe et subtile, sur laquelle on ne peut intervenir qu'avec beaucoup de précautions.
C'est pourquoi, en France, les traitements hormonaux se délivrent uniquement sur ordonnance et se conduisent sous surveillance médicale, contrairement à d'autres pays, comme les États-Unis, où certains sont en vente libre.

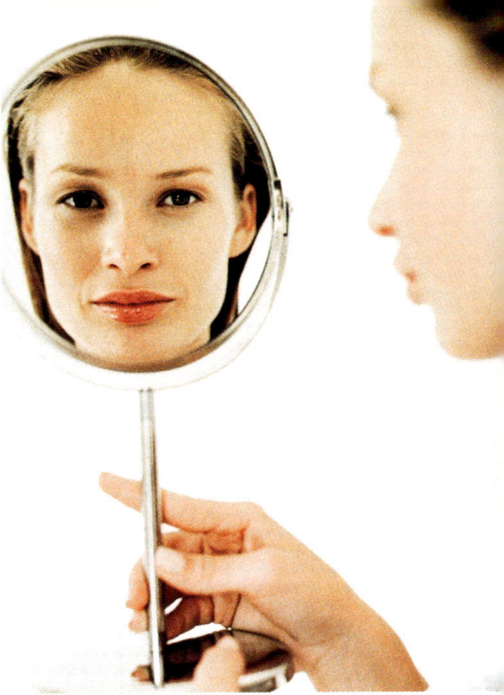

EN DEUX MOTS

* Faites doser vos hormones afin de savoir si une carence n'est pas à l'origine de votre excès de cholestérol.

* Les manques d'hormones thyroïdiennes, d'hormones sexuelles mâles et femelles ou de DHEA peuvent être impliqués.

* Un traitement doit être conduit sous surveillance médicale.

57 faites-vous masser

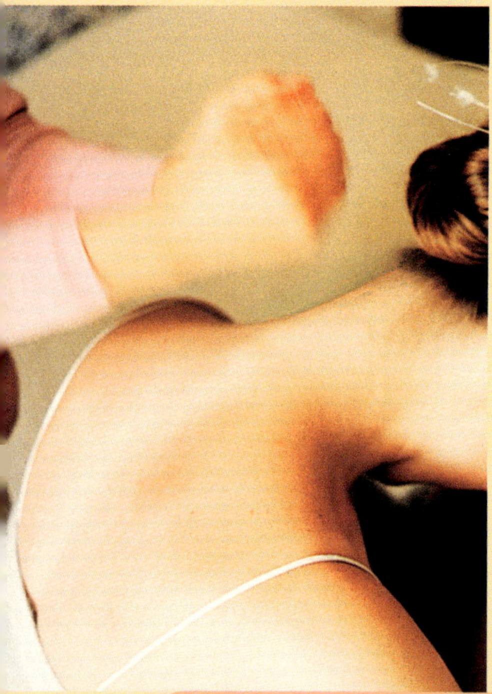

La peau et le système nerveux entretiennent des relations étroites. Le système cardio-vasculaire étant sous la dépendance du système nerveux, les massages contribuent à régulariser son fonctionnement. Ils aident donc à diminuer les risques d'accident.

POUR EN SAVOIR PLUS

> Vous pouvez aussi essayer la réflexologie plantaire. C'est un massage de la plante des pieds destiné à relancer toute la circulation d'énergie dans le corps.

> Sous nos pieds se trouvent des points réflexes, reliés à tous nos méridiens d'énergie. Ainsi s'y dessine une carte complète du corps, à partir de laquelle on peut intervenir à distance sur toutes les fonctions vitales.

La peau et le cerveau : une longue histoire

La peau, le cerveau et le système nerveux sont issus du même feuillet embryonnaire. Dès le premier stade de notre développement, lorsque nous n'étions qu'un embryon, ils étaient étroitement liés. Ensuite, ils se sont développés en conservant des relations. C'est pour cette raison que les massages ont un effet apaisant immédiat. La peau est riche de millions de capteurs sensoriels qui envoient au cerveau et au système nerveux des messages spécifiques : douleur, chaleur, mais aussi détente et calme. Cette détente retentit rapidement sur le système cardio-vasculaire : le cœur ralentit, les vaisseaux se dilatent, la tension artérielle baisse.
Alors faites-vous masser ! Il existe de nombreuses techniques : massage relaxant, harmonisant, méditatif, global, anti-stress... Ils sont pratiqués soit par des kinés (formation officiellement reconnue), soit par des thérapeutes formés uniquement à leur méthode.

L'équilibre énergétique en prime

À cette action, les massages énergétiques ajoutent une dimension supplémentaire : l'harmonisation de l'énergie vitale. Le massage ayur-védique utilise des huiles végétales tièdes pour relancer la circulation de l'énergie. Le massage chinois, aussi appelé anmo, soigne les déséquilibres du « corps subtil », cette partie impalpable de notre être qui nourrit le corps physique et l'entretient.

> La zone correspondant au cœur est située sous le pied gauche. Comptez deux tiers de la longueur du pied à partir du talon, et massez longuement la plante du pied à cet endroit, au centre.

EN DEUX MOTS

* Les massages sont apaisants. Ils entraînent rapidement un ralentissement du cœur et une baisse de la tension artérielle.

* Choisissez le massage qui vous convient : relaxant, harmonisant, global...

* Les massages énergétiques ont une dimension supplémentaire : ils rééquilibrent la circulation de l'énergie vitale dans l'organisme.

58 tonifiez votre énergie

Selon les médecines orientales, la santé est le fruit d'un parfait équilibre de l'énergie vitale qui nous anime et qui circule dans notre corps. La maladie résulte donc d'un blocage dans ce circuit énergétique. En stimulant soi-même certains points, on peut rétablir l'équilibre rompu.

Renforcer la puissance du cœur

Comme un acupuncteur plante ses aiguilles sur certains points des méridiens d'énergie, nous pouvons stimuler nous-mêmes ces points en les massant avec la pulpe d'un doigt. C'est le principe du do-in. Comme les autres troubles, les problèmes cardio-vasculaires résultent, pour la médecine chinoise, d'un déséquilibre énergétique. Le massage de ces points peut contribuer à réguler le flot énergétique. Les points conseillés ici sont destinés à renfor-

POUR EN SAVOIR PLUS

> Pour être sûr de trouver le point que vous cherchez, fiez-vous à vos sensations.

> Les points « énergétiquement » bloqués sont souvent douloureux. Au minimum, ils procurent une sensation particulière de picotement.

cer la puissance du cœur et à tonifier les parois artérielles, de façon à limiter les risques cardio-vasculaires et à améliorer l'élimination naturelle du cholestérol.

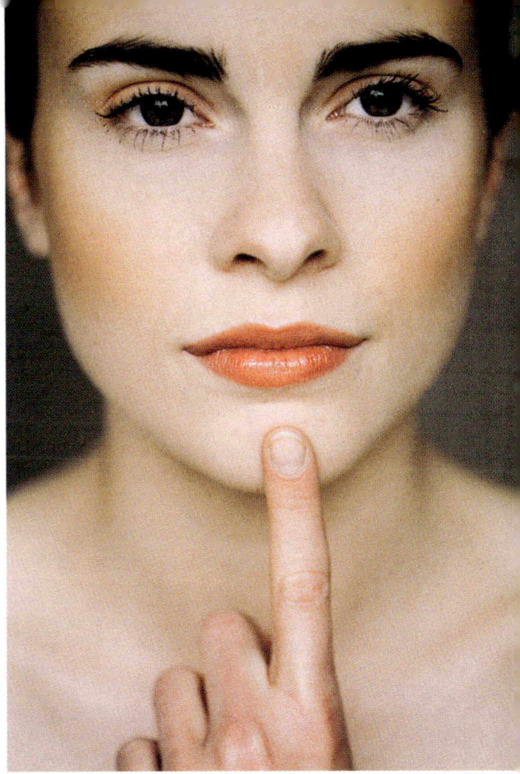

Sur la poitrine, les poignets et les jambes…

Pour tonifier votre cœur :

• Massez régulièrement un point situé sur la ligne médiane du buste, à hauteur des mamelons, puis le point situé juste au creux du sternum ;

• Stimulez, sur votre poignet, le point situé à la verticale de l'auriculaire, à hauteur des plis internes.

Pour accélérer l'élimination du cholestérol :

• Massez toute la zone située dans le creux sous le genou ;

• Stimulez le point situé sur l'avant de la jambe, sous le genou, à la jonction du tibia et du péroné.

> Insistez jusqu'à ce que la douleur ou la sensation étrange ait disparu.

EN DEUX MOTS

* En médecine chinoise, les maladies sont dues à un blocage dans la circulation de l'énergie vitale.

* Pour renforcer le système cardio-vasculaire et faciliter l'élimination naturelle du cholestérol, vous pouvez masser vous-même certains points.

59

renversez les montagnes

Certaines postures de qi gong, une discipline énergétique chinoise, agissent sur le méridien du cœur et régularisent le fonctionnement du système cardio-vasculaire.

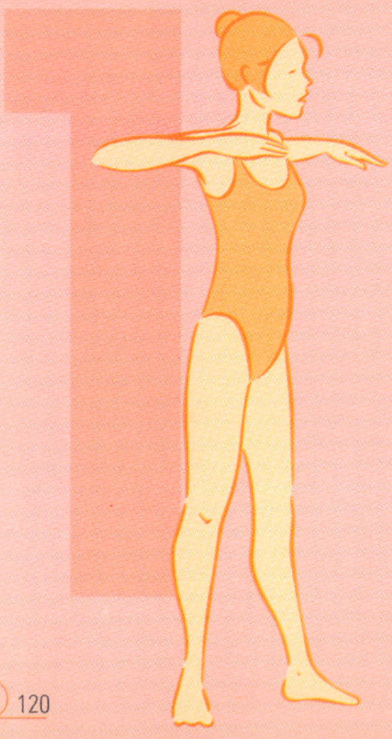

Des postures et des enchaînements

Le qi gong est une sorte de gymnastique énergétique pratiquée depuis des millénaires par les Chinois. Les postures et les enchaînements agissent tout particulièrement sur le méridien du cœur. En Chine, le qi gong possède une dimension vraiment thérapeutique puisqu'il est pratiqué en milieu hospitalier. En France, il est plutôt enseigné comme une technique de bien-être.

Faites le tigre !

« Le tigre renverse la montagne » : c'est le nom d'un exercice destiné à faciliter la circulation fluide de l'énergie dans tout le corps. Il soulage la tension nerveuse, la sensation d'oppression dans la poitrine et les palpitations. Il atténue aussi l'hypertension artérielle. Autant d'effets bénéfiques pour limiter les risques d'accident vasculaire.

① Mettez-vous debout, les jambes écartées de la largeur des épaules.

② Inspirez en montant lentement vos bras légèrement pliés, les coudes à hauteur des épaules, les paumes tournées vers le sol. Continuez d'inspirer en abaissant vos coudes de façon que vos mains viennent se placer à l'avant des épaules, paumes vers l'avant.

③ Expirez en fléchissant légèrement les genoux et poussez lentement vos mains vers l'avant, comme pour repousser un obstacle.

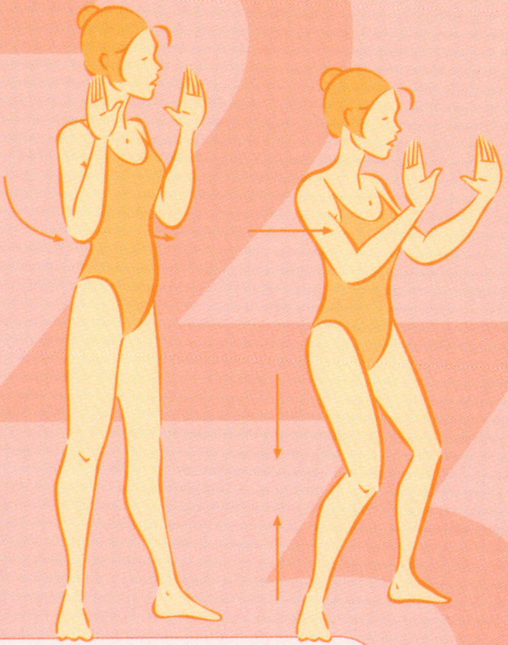

●●● POUR EN SAVOIR PLUS

> La respiration est un élément central de la pratique du qi gong. Gardez toujours l'esprit concentré sur votre souffle, respirez amplement et calmement, synchronisez bien l'inspiration et l'expiration sur les différentes phases du mouvement.

EN DEUX MOTS

* Le qi gong est une discipline énergétique chinoise qui régularise la circulation d'énergie dans le corps.

* « Le tigre renverse la montagne » est le nom d'une posture qui agit directement sur le méridien du cœur.

* Elle diminue la sensation d'oppression dans la poitrine, calme les palpitations et fait baisser la pression artérielle.

60 souriez à votre cœur

Sourire à nos organes : voilà qui peut paraître bien étrange à nos yeux d'Occidentaux. C'est pourtant un exercice couramment pratiqué en Chine...

Concentration et méditation... Voici encore une posture de qi gong destinée à régulariser le fonctionnement du cœur. Elle se pratique assise, et tient davantage de la concentration et de la méditation que de la posture.
Elle est conseillée, en médecine chinoise, pour régulariser le rythme cardiaque. Elle empêche la stagnation d'énergie dans le cœur. En même temps, elle calme les émotions et la nervosité.

Regardez la lumière : asseyez-vous sur une chaise, le dos bien droit, et fermez les yeux. Visualisez devant vous un rayon de lumière douce et chaleureuse. Inspirez en sentant cette lumière pénétrer dans votre corps par le souffle.
Puis, pendant que vous expirez, envoyez cette lumière bienfaisante dans votre cœur en lui souriant.
Faites cet exercice pendant 5 minutes.

POUR EN SAVOIR PLUS

> Le terme qi gong signifie littéralement « entraînement et maîtrise de l'énergie ». Dans la pensée chinoise, l'homme se situe à mi-chemin entre la terre et le ciel. Il reçoit l'énergie simultanément de ces deux sources. Le qi gong lui permet d'harmoniser ces deux courants.

EN DEUX MOTS

* Cette posture permet de régulariser le rythme cardiaque, d'éviter les stagnations d'énergie dans le cœur et de calmer les émotions.

* Souriez à votre cœur, envoyez-lui de la lumière et parlez-lui !

point de vue

j'ai renoué avec mon corps

« Quand, à près de 60 ans, mon médecin m'a appris que je commençais à avoir trop de cholestérol, je n'y ai pas cru. J'avais toujours entendu dire que les femmes étaient à l'abri de ces troubles typiquement masculins. Pourtant, il fallait bien que je fasse quelque chose. J'avais déjà une alimentation plutôt saine, mais je ne faisais pas de sport. Pire : je ne m'occupais pas de mon corps. Je le traitais comme une machine à mon service, que l'on répare de temps en temps quand une pièce casse ! J'ai eu du mal, au début, à changer de rythme. J'ai suivi mes amies dans leurs activités : gym, danse… J'avais du mal à tenir. Un jour, j'ai fait une balade à vélo et je me suis régalée. J'ai décidé de recommencer. Comme j'habite à la campagne, c'est facile. Petit à petit, j'ai découvert de nouvelles sensations et j'ai eu envie de les explorer. Je me suis inscrite à un cours de qi gong et je me fais masser régulièrement. Vous savez quoi ? J'ai l'impression d'avoir rajeuni. Et mon taux de cholestérol s'est stabilisé. Je prends des doses minimales de médicaments, et je me porte comme un charme. »

carnet d'adresses

» Diététique et alimentation

Institut français pour la nutrition
71 avenue Victor Hugo
75116 Paris
Tél. : 01.45.00.92.50

» Homéopathie

Syndicat national des médecins homéopathes français
60 bd Latour-Maubourg
75007 Paris
Tél. : 01.44.18.62.23

Syndicat de la médecine homéopathique
43 rue de la Belle-Image
94700 Maison Alfort
Tél. : 01.43.96.59.45

» Massages

Association Française des Praticiens en Drainage Lymphatique Manuel
8 rue Émile Gilbert
75012 Paris
Tél. : 01.43.42.04.68

Syndicat national des masseurs kinésithérapeutes rééducateurs
15 rue de l'Épée de Bois
75005 Paris
Tél. : 01.45.35.82.45

» Naturopathie

CENATHO naturopathie
173 bd du Faubourg Poissonnière
75009 Paris
Tél. : 01.42.82.09.78

» Plantes

Société française de phytothérapie
19 bd Beauséjour
75016 Paris

Collège de phyto-aromathérapie
127 bd Malesherbes
75017 Paris
Tél. : 01.42.67.24.93

» Psychologie

Syndicat National des praticiens en psychologie
77 rue des Archives
75003 Paris
Tél. : 01.44.54.32.00

» Thalasso

Maison de la thalassothérapie
5 rue Denis Poisson
75017 Paris
Tél. : 01.45.72.38.38

» Thermalisme

Maison du thermalisme
32 avenue de l'Opéra
75002 Paris
Tél. : 01.44.71.37.00

» Qi Gong

Institut européen de Qi Gong Bastide des micocouliers
Château de Galice
1940 route de Galice
13090 Aix en Provence
Tél. : 04.42.20.40.86

Fédération européenne de Qi Gong et de disciplines affinitaires
Tél. : 04.42 .93.34.31

» Yoga

Fédération Française de Hatha-yoga
50 rue Vaneau
75007 Paris
Tél. : 01.45.44.02.59

Fédération Nationale des Enseignants du Yoga
3 rue Aubriot
75004 Paris
Tél. : 01.42.78.03.05

Maison du yoga
68 rue de la Folie-Méricourt
75011 Paris
Tél. : 01.48.06.01.23

index

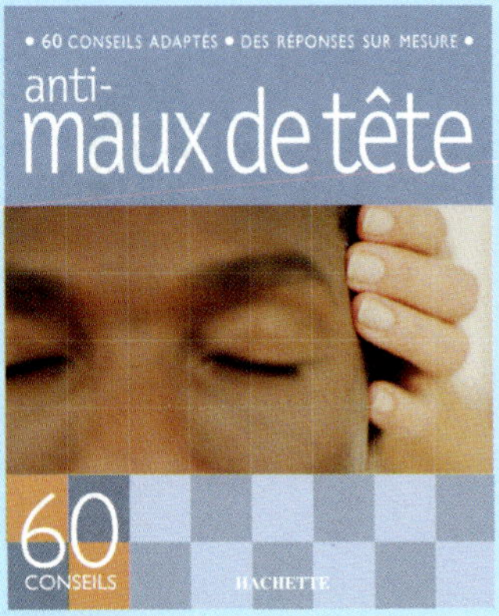
• 60 CONSEILS ADAPTÉS • DES RÉPONSES SUR MESURE •
anti-maux de tête
60 CONSEILS
HACHETTE

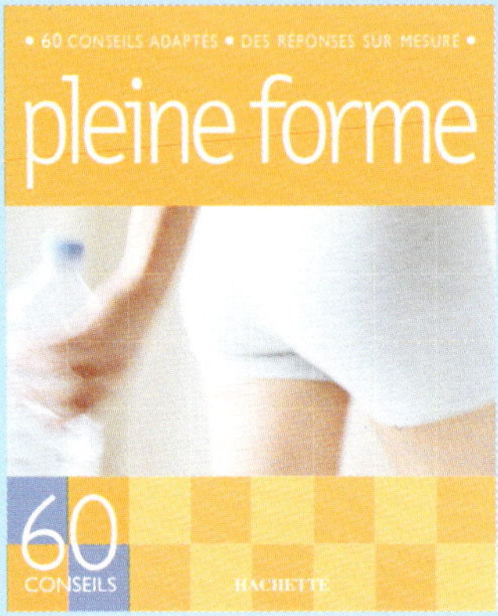
• 60 CONSEILS ADAPTÉS • DES RÉPONSES SUR MESURE •
pleine forme
60 CONSEILS
HACHETTE

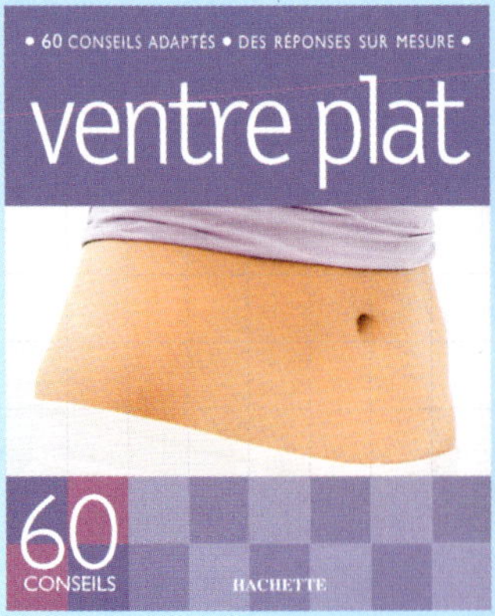
• 60 CONSEILS ADAPTÉS • DES RÉPONSES SUR MESURE •
ventre plat
60 CONSEILS
HACHETTE

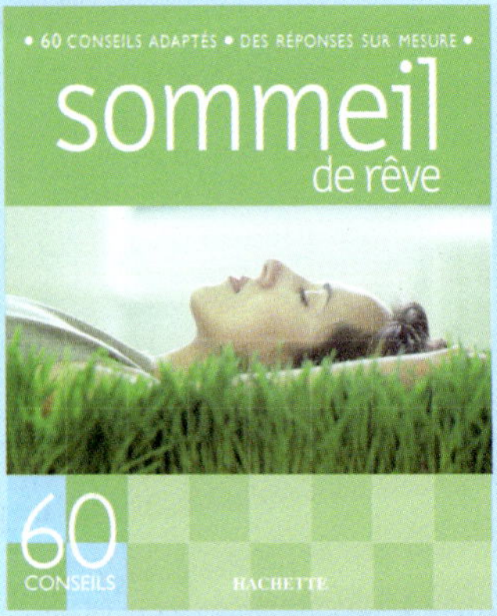
• 60 CONSEILS ADAPTÉS • DES RÉPONSES SUR MESURE •
sommeil de rêve
60 CONSEILS
HACHETTE

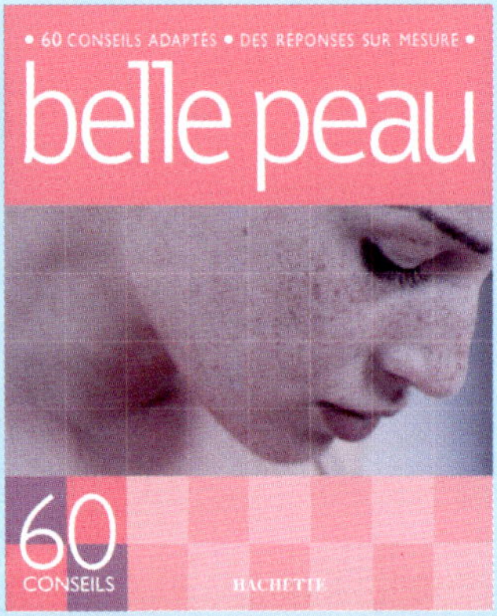
• 60 CONSEILS ADAPTÉS • DES RÉPONSES SUR MESURE •
belle peau
60 CONSEILS
HACHETTE

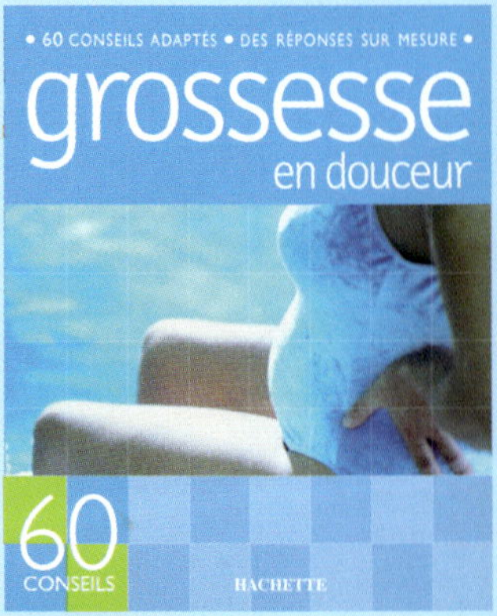
• 60 CONSEILS ADAPTÉS • DES RÉPONSES SUR MESURE •
grossesse en douceur
60 CONSEILS
HACHETTE

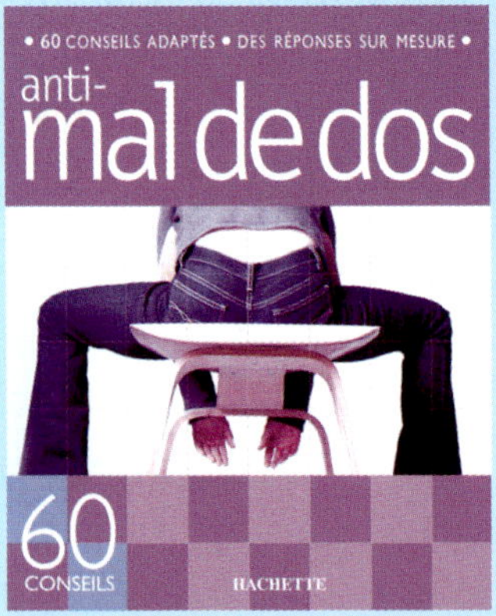
• 60 CONSEILS ADAPTÉS • DES RÉPONSES SUR MESURE •
anti-mal de dos
60 CONSEILS
HACHETTE

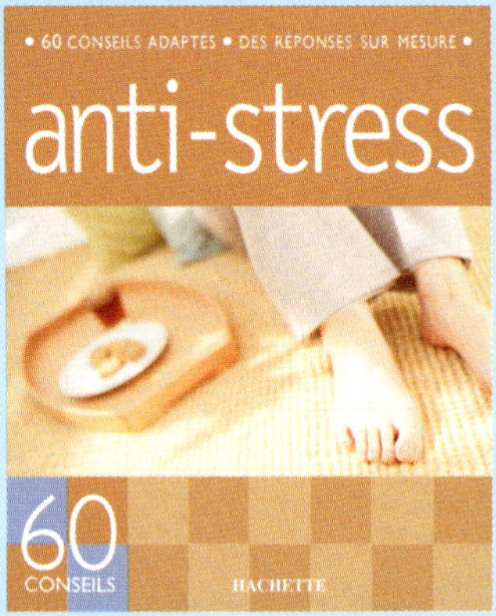
• 60 CONSEILS ADAPTÉS • DES RÉPONSES SUR MESURE •
anti-stress
60 CONSEILS
HACHETTE

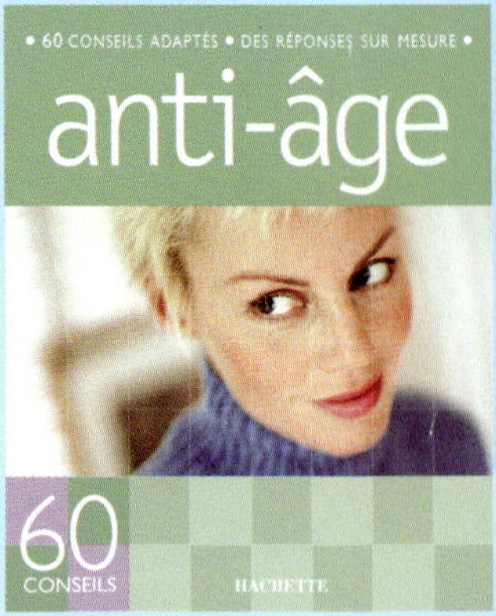
• 60 CONSEILS ADAPTÉS • DES RÉPONSES SUR MESURE •
anti-âge
60 CONSEILS
HACHETTE

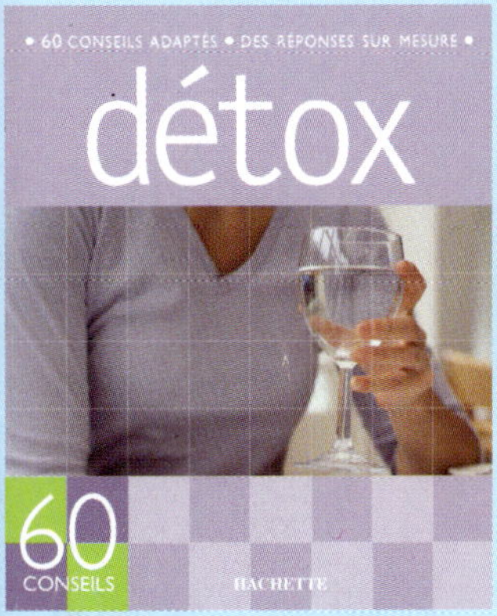
• 60 CONSEILS ADAPTÉS • DES RÉPONSES SUR MESURE •
détox
60 CONSEILS
HACHETTE

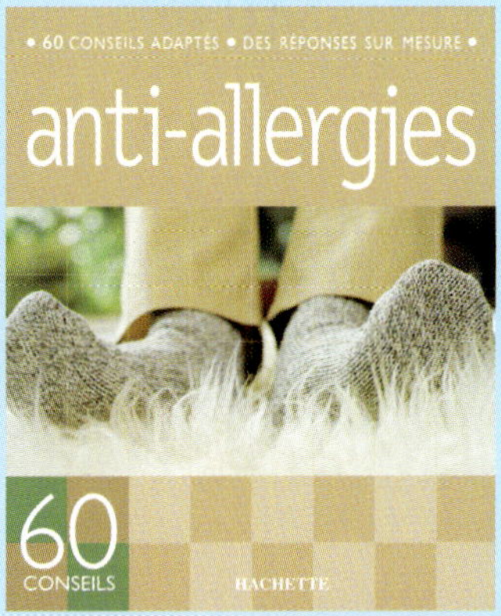
• 60 CONSEILS ADAPTÉS • DES RÉPONSES SUR MESURE •
anti-allergies
60 CONSEILS
HACHETTE

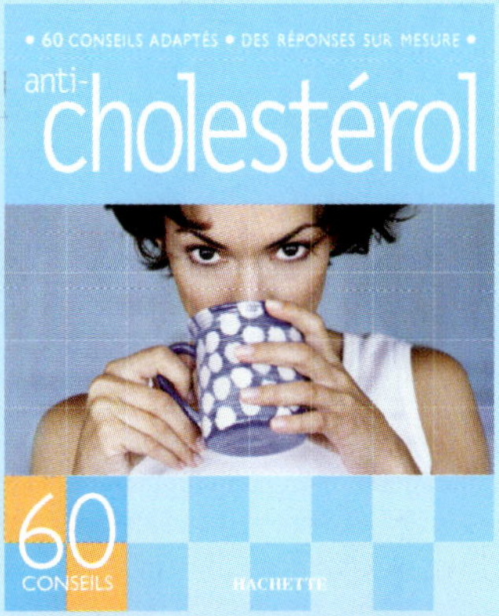
• 60 CONSEILS ADAPTÉS • DES RÉPONSES SUR MESURE •
anti-cholestérol
60 CONSEILS
HACHETTE

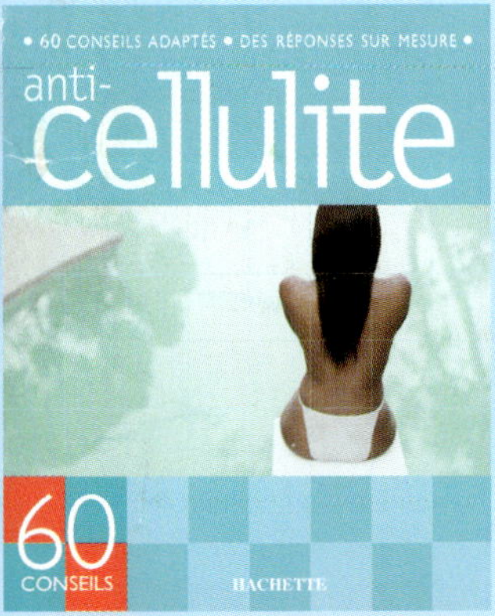
• 60 CONSEILS ADAPTÉS • DES RÉPONSES SUR MESURE •
anti-cellulite
60 CONSEILS
HACHETTE

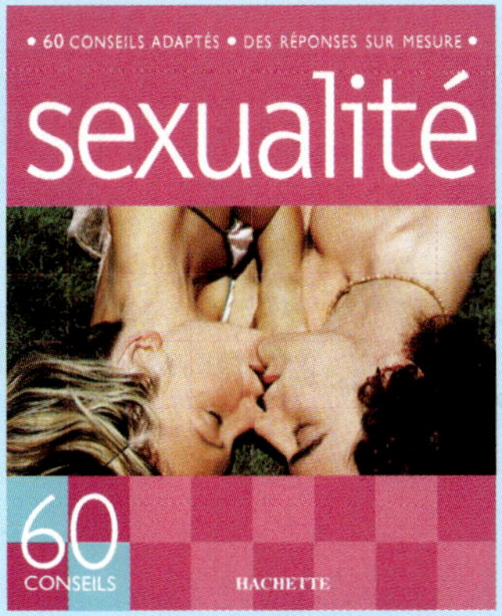
• 60 CONSEILS ADAPTÉS • DES RÉPONSES SUR MESURE •
sexualité
60 CONSEILS
HACHETTE

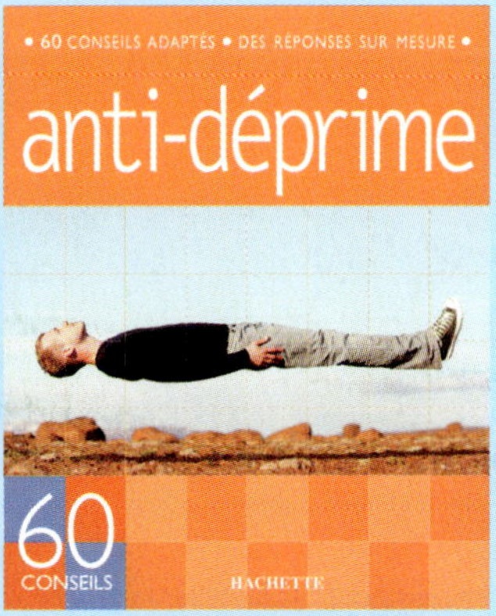
• 60 CONSEILS ADAPTÉS • DES RÉPONSES SUR MESURE •
anti-déprime
60 CONSEILS
HACHETTE

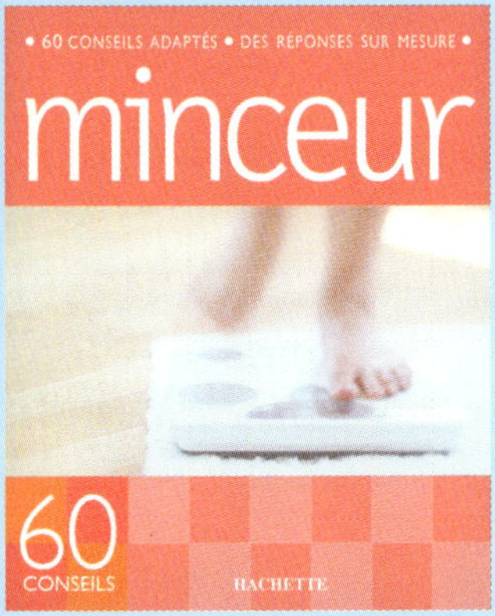
• 60 CONSEILS ADAPTÉS • DES RÉPONSES SUR MESURE •
minceur
60 CONSEILS
HACHETTE

crédits

Couverture : James Darell/Getty Images ; p. 9 : Joost Govers/Zefa ; p. 11 : Star/Zefa ; p. 17 : T.Reed/Zefa ; p. 19 : Akiko Ida ; p. 20 : G. Bouchet/Marie Claire ; p. 23 : A.Snyder/Photex/Zefa ; p.26 : H.Winkler/Zefa ; p. 29 : H.Winkler/Zefa ; p. 32 : M.P Morel/ Marie Claire ; p. 37 : Jonny le Fortune/Zefa ; p. 39 : Akiko Ida ; p. 41 : M.Montezin/Marie France ; p. 45 : M.P Morel/ Marie Claire ; p. 49 : Art Bank/ Photonica ; p. 50 : P. Sabatier/Marie Claire ; p. 52 : Akiko Ida ; p. 57 : Yasuno/ Photonica ; p. 59 : M.Montezin/ Marie France ; p. 61, 65 : Akiko Ida ; p. 67 : Star/Zefa ; p. 69 : Emely/Zefa ; p. 70 : Hein van den Heuvel/Zefa ; p. 73 : J.Ieki/Photonica ; p.74 : M.Montezin/Marie France ; p. 81 : Star/Zefa ; p. 82 : G. de Chabaneix/Marie Claire ; p. 87, 89 : Emely/Zefa ; p. 90 : F. Cresseaux/Avantages ; p. 92 : Hein van den Heuvel/Zefa ; p. 95 : Benelux Press/Zefa ; p. 96 : H. Brehm/Avantages ; p. 99 : V. Besnault/Famili ; p. 105 : F. Polenghi/Marie France ; p. 106 : M.Montezin/Marie France ; p.109 : T.Reed/Zefa ; p.111 : T.Nogucki/Photonica ; p.114 : M. Montezin/Marie France ; p.116 : R. et M. Deren/Marie Claire ; p. 119 : A. Inden/Zefa.

Illustrations : Hélène Lafaix pour les pages 100-101 et 120-121

Directrice de collection : Marie Borrel

Responsables éditoriales : Caroline Rolland et Delphine Kopff

Suivi éditorial : Delphine Kopff et Anne Vallet

Direction artistique et réalisation : G & C MOI

Préparation de copie : Chloé Chauveau

Relecture-correction : Aurélie Pugeaut

Iconographie : Alexandra Bentz et Guylaine Moi

Fabrication : Caroline Artémon

Dépôt légal : janvier 2003
23-38-6773-8/01
ISBN : 2-012-36773-9

Imprimé en France par l'Imprimerie Moderne de l'Est